L'homéopathie pratique pour les soins de l'œil

Docteur Odette Duflo-Boujard

L'homéopathie pratique pour les soins de l'œil

TESTEZ éditions

Imprimé en France par France Quercy, Mercuès - n° 62734/

marco pietteur, éditeur
ISBN 2-87461-027-5
Dépôt légal octobre 2006/5053/XVII

39, avenue du Centenaire — B-4053 Embourg (Belgique)
Tél. : + 32 (0) 4 365 27 29 – Fax : + 32 (0) 4 341 29 21 • Courriel : infos@mpeditions.com

■

TESTEZ éditions

Ces nouvelles éditions, une première en langue française, car pratiques tout autant que techniques, proposent les thérapies holistiques de manière professionnelle, didactique et concrète aux particuliers désireux d'une information de qualité. Les professionnels de santé intéressés de compléter leurs connaissances y trouveront également des informations pointues et novatrices.

Des ouvrages de référence, qui vous serviront de guides au quotidien et vous permettront de constater par vous-même combien les pratiques holistiques, plus que jamais, sont des médecines d'avenir.

M. Pietteur

TESTEZ éditions

TESTEZ ... LES REMÈDES D'AMAZONIE

Dr J. SIMON – **Guérir grâce aux plantes de Poconé**

Dr J. SIMON – **Réflexion sur la cause des maladies et leur traitement**

HoméoDoc une collection de Testez éditions (marco pietteur)

SOUS LA DIRECTION SCIENTIFIQUE DU DR A. HORVILLEUR

Dr A. HORVILLEUR – **Testez l'homéopathie d'action immédiate**

Dr N. ENDERS – **Homéopathie de l'enfant**

Dr N. ENDERS – **Pharmacie homéopathique familiale**

Dr J.-P. COPPIN & Dr D. DESWARTE – **Confiez votre thyroïde à l'homéopathie**

Dr C. GAUCHER – **L'homéopathie, médecine du monde**

Dr C. VULLIEZ – **L'homéopathie au chevet de la dent**

Dr A. HORVILLEUR – **Parle-moi des tes symptômes, je te guérirai !**

Dr R. BOYER – A. HORVILLEUR – **Rhumatismes et homéopathie**

Dr O. DUFLO-BOUJARD – **L'homéopathie pratique pour les soins de l'œil**

NutriDoc une collection de Testez éditions (marco pietteur)

J.-P. CURTAY – **Nutrithérapie**

R. MASSON – **Robert Masson – Conseils nutri (DVD)**

Dr Chr. Tal SCHALLER – **Diététique du 21e siècle**

Outils du bien-être une collection de Testez éditions (marco pietteur)

Dr Chr. Tal SCHALLER – **L'univers des chamanes**

Dr Chr. Tal SCHALLER – **Vivez votre colère sans violence**

TESTEZ … SE SOIGNER AUTREMENT

Dr H. NIEPER – **Révolution en médecine et santé**

Dr Chr. Tal SCHALLER – **Testez l'urinothérapie**

TESTEZ … LA MÉTHODE NAET

(Techniques d'Elimination des Allergies du Dr D. S. Nambudripad)

Dr D. S. Nambudripad – **Vaincre les allergies et les maladies dérivées**

Dr D. S. Nambudripad – **Vaincre les allergies de l'enfant**

OUVRAGES EN TRADUCTION – DISPONIBLES FIN 2006 :

Dr D. S. Nambudripad – **Autisme et allergies, un lien direct : une solution naturelle !**

Dr D. S. Nambudripad – **Déficits d'attention et hyperactivité de l'enfant : une solution naturelle)**

Dr D. S. Nambudripad – **Vaincre enfin son asthme**

Dr D. S. Nambudripad – **Vaincre les allergies aux pollutions environnementales**

Dr R. Sananès – **Guide de l'arthrose par l'homéopathie et les médecines alternatives**

Pour être tenus informés de nos nouvelles publications, envoyez vos coordonnées à :

marco pietteur éditeur,

39, avenue du Centenaire,
B-4053 Embourg,
Belgique

Tél. : + 32 (0) 4 365 27 29 – Fax : + 32 (0) 4 341 29 21

Courriel : infos@mpeditions.com

testezeditions.be – homeodoc.be

A mes enfants et petits-enfants,
à ma famille,
à mes amis,
aux patients que j'ai pu aider par l'homéopathie
et qui m'ont exprimé leur reconnaissance.

Présentation de l'auteur

Je voudrais faire comprendre aux lecteurs ce qui a pu motiver le choix d'une double spécialité : l'ophtalmologie et l'homéopathie.

En ce qui concerne l'ophtalmologie, cette spécialité m'a paru particulièrement indiquée pour une femme à cause de son caractère minutieux et délicat, et j'eus la chance d'être initiée, lors de ma première année de stage, par un ophtalmologiste des Quinze-Vingts à la retraite, le Professeur Paul Bailliart, grand médecin et grand humaniste ; il sut me faire entrevoir les arcanes de l'œil, cet organe petit par sa taille mais si grand par ses fonctions, et me transmettre sa passion pour cette spécialité.

J'ai donc fait les trois années du Certificat d'Etude de Spécialité (C.E.S) en Ophtalmologie, et créé un cabinet d'ophtalmologie dans la banlieue parisienne.

Entre-temps, au cours de ma préparation du concours de l'externat des hôpitaux de Paris, je rencontrais un étudiant en médecine — qui devait devenir,quelques années plus tard, mon mari — ; il se destinait à la médecine générale, et étudiait parallèlement l'homéopathie.

A cette époque, et depuis plusieurs années, je souffrais de maux de tête très pénibles et quasi-permanents qui m'obligeaient à prendre des antalgiques puissants plusieurs fois par jour.

Je ne connaissais alors rien à l'homéopathie, mais finis par me laisser entraîner par celui qui n'était encore qu'un collègue, à consulter l'oncle de ce dernier, médecin homéopathe très réputé.

Au cours des traitements homéopathiques successifs, échelonnés sur environ trois mois, mes maux de tête diminuèrent progressivement en intensité et en durée tandis que parallèlement je réduisai les antalgiques jusqu'à les supprimer totalement.

Etonnée la première par ce résultat spectaculaire, j'eus envie de connaître un peu mieux cette « médecine » dont on ne m'avait jamais parlé à la faculté ; ma curiosité était aussi attisée par le désir de comprendre cette thérapeutique qu'allait utiliser celui auprès duquel j'allais vivre ma vie à la fois familiale et professionnelle.

J'ai donc suivi le cycle de trois années de formation au Centre Homéopathique de France qui était alors dirigé par le Docteur Léon Vannier.

Après obtention de mon diplôme, j'ai commencé à essayer d'utiliser les connaissances acquises dans le domaine de ma spécialité, l'ophtalmologie, me limitant d'abord à traiter par l'homéopathie des cas simples et localisés aux paupières.

Les résultats obtenus m'encouragèrent à étendre les traitements à des cas plus complexes et s'adressant à l'œil lui-même.

J'ai rapidement constaté que, contrairement aux idées reçues, des résultats très rapides pouvaient être obtenus avec l'homéopathie dans des affections inflammatoires aiguës, ce qui permet d'éviter l'utilisation immodérée d'antibiotiques — source de résistance — et de corticoïdes, dont l'abus peut être responsable d'effets secondaires pathologiques comme une cataracte ou un glaucome.

J'ai pu aborder les maladies chroniques et récidivantes grâce aux stratégies que l'homéopathie met à notre disposition dans l'approche du TERRAIN : ainsi, l'application d'un des trois grands principes de l'homéopathie, « le principe de totalité », permet d'intégrer la maladie oculaire dans l'ensemble de l'individu, en tenant compte de ses antécédents, de son mode réactionnel aux diverses agressions, de sa morphologie, bref de sa totalité psychosomatique.

Avec le temps et l'expérience j'ai pu étendre le champ des indications de l'homéopathie dans la sphère de l'ophtalmologie, comme le précisera cet ouvrage.

J'ai alors voulu transmettre le fruit de mon travail et de mon expérience aux ophtalmologistes intéressés par l'homéopathie ; c'est dans ce but que j'ai écrit un premier *Traité d'Ophtalmologie Homéopathique*, paru aux éditions Le François en 1979, puis un second *Traité* aux éditions Boiron 10 ans plus tard, enfin un livre de Pratique Courante en Ophtalmologie Homéopathique paru aux éditions Boiron en 1999, à l'intention des homéopathes.

C'est dans ce même but que j'ai organisé des séminaires d'enseignement d'ophtalmologie homéopathique destinés à former des ophtalmologistes intéressés et que j'ai créé une Société d'Ophtalmologie Homéopathique en 1985.

Apres cette brève évocation de mes choix et de ma carrière, j'espère que la lecture de cet ouvrage vous ouvrira des horizons sur les possibilités de l'Homéopathie dans une spécialité où sa place est souvent trop méconnue.

Avant-propos

L'œil, la vue, le regard, tout un capital dont le lecteur vierge de problèmes oculaires n'est probablement pas conscient. Pourtant contempler un tableau, suivre les gracieuses évolutions de patineurs sur glace, admirer un coucher de soleil sur le bleu de la mer ou au ras des cimes neigeuses contribue à la joie de vivre.

Reste à gérer ce précieux capital, c'est-à-dire détecter le moindre défaut dans ce merveilleux rouage de la vision dont la structure est d'une infinie complexité : 50% des neurones sensitifs à destination cérébrale appartiennent aux voies optiques, responsables de la transmission des impressions visuelles au cerveau.

Voir c'est aussi regarder et le regard est le reflet de l'insondable mystère de la communication, le miroir de nos émotions et de nos pensées les plus profondes ; pour un être cher l'œil ne peut rien cacher, ni la joie, ni le triomphe, ni la déception, ni la trahison.

Car le regard c'est aussi celui de l'autre où l'on cherche ce que l'on désirerait y trouver.

Cet ouvrage, s'il peut intéresser ceux qui voient clair pour conserver leur capital visuel, s'adresse plus particulièrement aux lecteurs qui présentent des problèmes oculaires et désirent connaître ce que l'homéopathie est susceptible de traiter ; pour eux-mêmes, certes, mais aussi pour les personnes de leur entourage ou leurs amis.

Il est important de préciser que l'homéopathie constitue pour nous une méthode thérapeutique qui ne s'oppose pas à la médecine classique ; pour tout médecin la priorité est toujours l'intérêt du patient ; le médecin homéopathe généraliste ou spécialiste aura recours à chaque fois que cela est nécessaire aux médicaments classiques dont il connaît l'efficacité. L'homéopathie pourra, suivant les cas, soit être associé à la thérapeutique classique, soit en prendre le relais ; nous apporterons des précisions ultérieurement.

Cet ouvrage ne pourra que partiellement traiter d'automédication car, dans le domaine de l'ophtalmologie, toutes les affections peuvent être dangereuses et demander le recours à l'ophtalmologiste, seul capable de poser un diagnostic précis grâce à sa compétence et aux différents appareils indispensables à l'examen complet d'un œil; d'autre part l'autre difficulté est de choisir le médicament homéopathique le mieux indiqué, ce qui demande souvent les connaissances d'un médecin homéopathe.

CONSULTATION D'OPHTALMOLOGIE COURANTE

Au cours d'une consultation d'ophtalmologie courante, divers instruments seront couramment utilisés:

- *La lampe à fente*, appelée aussi biomicroscope, est un microscope qui émet un faisceau lumineux dont la forme modulable permet d'examiner les différents segments de la partie antérieure de l'œil.
- *Le tonomètre* permet de mesurer la pression qui règne dans l'intérieur de l'œil.
- *L'ophtalmoscope* donne une image de la rétine, du nerf optique et des vaisseaux qui les irriguent.

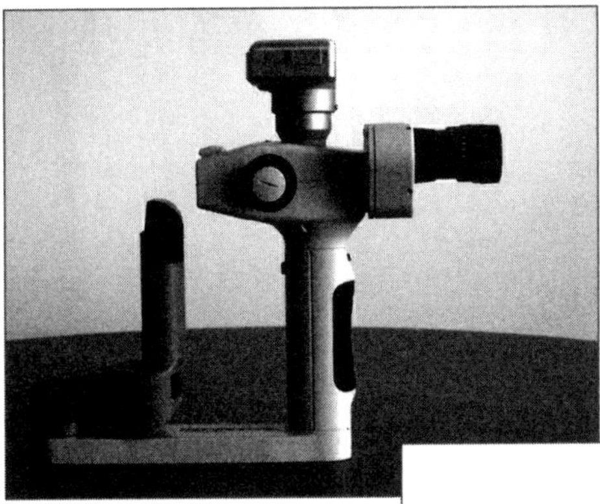

Lampe à fente.

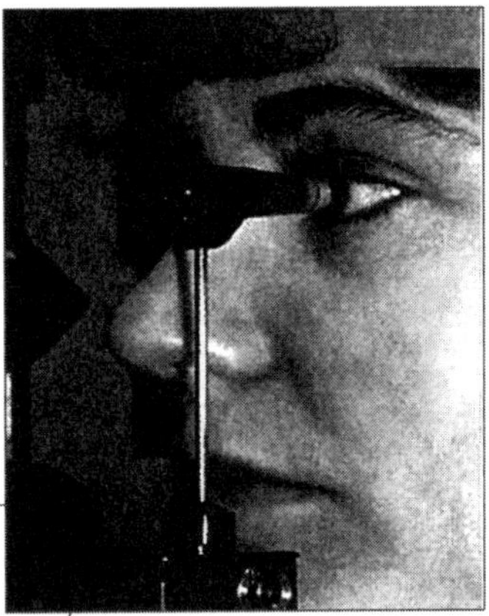

Tonomètre à aplanation pour mesurer la pression intra-oculaire.

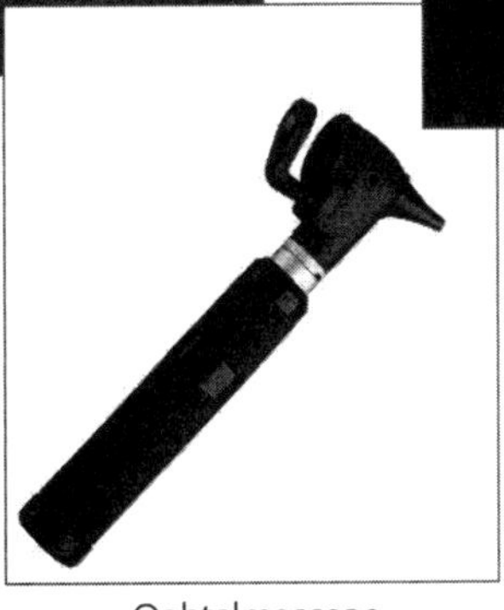

Ophtalmoscope.

Depuis une vingtaine d'années des progrès considérables ont été réalisés, tant dans le domaine de l'investigation que dans celui de la thérapeutique et des techniques chirurgicales, lesquelles ont atteint un haut niveau de technicité.

Parmi les **investigations** les plus fréquemment pratiquées, citons :

- *L'examen au miroir à 3 faces* : sorte de loupe conique que l'on pose sur l'œil, après dilatation de la pupille ; dans ses parois sont taillés des miroirs sur lesquels le rayon réfléchi du biomicroscope permet d'examiner l'extrême périphérie de la rétine où se situent des lésions dangereuses, précurseurs de décollement de rétine et l'angle irido-cornéen (entre la cornée et l'iris).

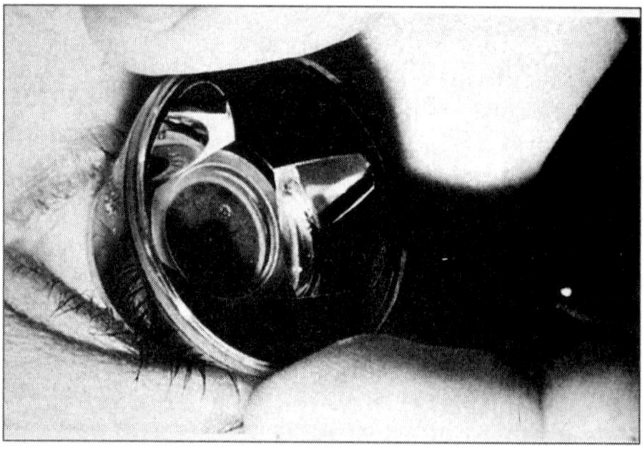

Miroir 3 faces – Examen à l'aide du miroir à 3 faces qui permet d'observer l'angle entre la cornée et l'iris et de déterminer sa profondeur ; suivant l'inclinaison du miroir, l'incidence du rayon lumineux permet d'examiner la périphérie de la rétine à la recherche de lésions qui peuvent être à l'origine de décollement de rétine.

- *L'angiographie fluorescéinique*, ingénieuse méthode photographique qui, par un système de filtres, permet d'exciter la fluorescence d'une substance injectée par voie intraveineuse et d'analyser finement son passage dans les vaisseaux de la rétine et dans les lésions de la rétine elle-même.

Parmi les **outils thérapeutiques**, *le laser* tient une place de premier plan.

N'oublions pas que les ophtalmologistes ont été les premiers parmi les médecins à utiliser les possibilités thérapeutiques de la lumière laser, par transformation de l'énergie lumineuse en énergie thermique, la source d'énergie pouvant être un solide, un liquide ou un gaz.

Un peu d'histoire :

- 1964, apparition des premiers lasers à usage médical, en particulier le laser à rubis, mis au point par les Docteurs ZWENG et LITTLE ;
- 1967, le laser au gaz KRYPTON est inventé par le Docteur L'ESPERANCE ;
- en 1968 le laser au gaz ARGON supplante les autres et reste actuellement le plus utilisé dans le traitement des affections rétiniennes ;
- les années 1980 ont vu apparaître une nouvelle génération de lasers, les lasers pulsés ultracourts, dont le laser YAG à cristal solide a été mis au point par le professeur D. ARON-ROSA et un ingénieur J. C. GRIESEMAN en France, par FANKHAUSER en Suisse.

  Il s'agit de lasers « coupeurs » qui, par le biais d'un claquage optique vont permettre de sectionner des tissus oculaires sans ouvrir l'œil chirurgicalement ; ils ont transformé le pronostic du glaucome aigu ; nous y reviendrons quand nous parlerons des glaucomes.
- Plus récemment le laser KRYPTON ROUGE permet de traiter des lésions rétiniennes inaccessibles au laser à l'ARGON bleu-vert.
- Le laser à ultraviolet EXCIMER est utilisé dans la chirurgie réfractive oculaire (myopie, astigmatisme) ; sa tranche de section de 0,1 microns, mille fois plus fine que celle d'un bistouri diamant, permet de sculpter la cornée, d'autant que cette procédure d'utilisation peut être entièrement contrôlée par ordinateur.

L'ophtalmologiste homéopathe face à l'ophtalmologie moderne

L'ophtalmologiste homéopathe doit être au courant de toute technique qu'elle soit d'investigation, qu'elle soit thérapeutique, médicale ou chirurgicale, et être capable de conseiller à son patient ce qui est le mieux adapté à son cas sans aucun sectarisme.

Nous consacrerons un chapitre à essayer de commenter le plus objectivement possible les différents problèmes que nous exposent quotidiennement nos patients en proie à diverses affections oculaires.

Auparavant, il semble indispensable de rappeler aux lecteurs non familiarisés avec l'homéopathie, les principes essentiels de cette méthode.

●●●

DÉFINITION ET PRINCIPES DE L'HOMÉOPATHIE

Etymologiquement, le mot *homéopathie* vient de: «pathos» = souffrance, et « homoïos » = semblable ou analogue.

Reprenons la définition proposée lors de la 213e session du Conseil National de l'Ordre des Médecins en décembre1997 :

« L'homéopathie est une méthode thérapeutique basée sur le trépied conceptuel de Hahnemann : ***similitude, globalité, infinitésimalité.*** Administration à des doses très faibles ou infinitésimales de substances susceptibles de provoquer, à des concentrations différentes chez l'homme en bonne santé, des manifestations semblables aux symptômes présentés par le malade. »

Principe de similitude ou loi des semblables

Pour illustrer ce principe, référons-nous à l'expérience princeps de Samuel Hahnemann, il y a deux siècles, concernant une plante, le quinquina.

A cette époque, le quinquina était utilisé pour combattre la « fièvre tierce », actuellement nommée « paludisme ».

Samuel Hahnemann, en utilisant le quinquina sur lui-même alors qu'il n'était pas malade, observa l'apparition de poussées de fièvre comparables à celles de la maladie que le quinquina guérissait : il avait découvert une analogie que l'on peut formuler de la façon suivante :

- Une substance que nous appellerons **a** peut déclencher chez un sujet sain une maladie **A** (intoxication).
- Si une maladie **B** se traduit par des symptômes comparables à ceux induits par la substance **a**, il y a analogie entre la maladie expérimentale A et la maladie « pathologique » **B** : on en déduit que la substance a doit être capable de guérir la maladie B.

Hahnemann passa ensuite une grande partie de sa vie à étudier sur lui-même, sur son entourage et ses amis de nombreuses substances et démontra ainsi le PRINCIPE DE SIMILITUDE ou LOI DES SEMBLABLES sur lequel repose l'homéopathie.

Illustrons ceci par un exemple :

Le venin d'abeille, *APIS MELLIFICA*, provoque chez des sujets sains des œdèmes localisés de type inflammatoire s'accompagnant généralement de brûlures piquantes améliorées par les applications froides; une affection variable — eczéma, éruption urticarienne, orgelet des paupières — peut entraîner l'apparition d'un œdème localisé ayant les mêmes caractéristiques que l'œdème déclenché par *APIS MELLIFICA*. La similitude entre les deux tableaux, l'un expérimental, l'autre pathologique, induit la prescription d'*APIS MELLIFICA*.

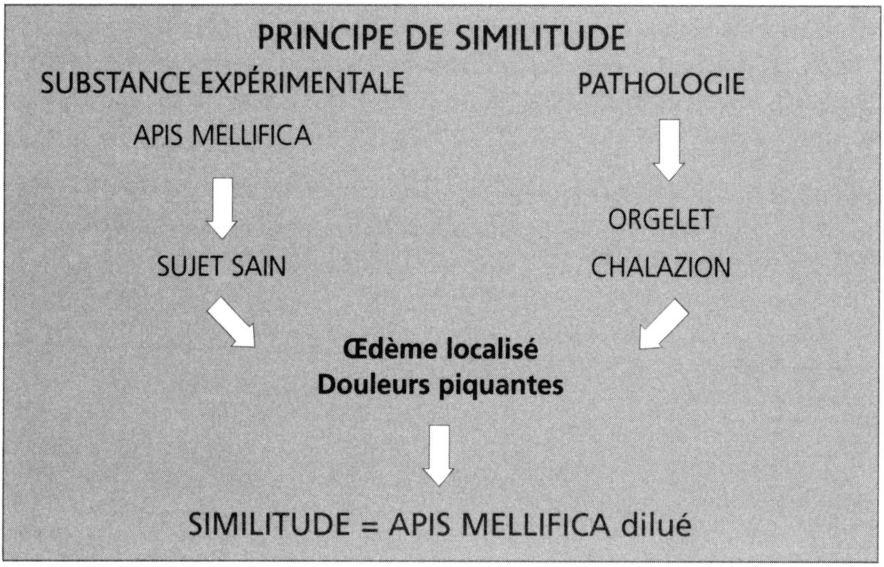

Ceci est une illustration schématique d'une « pathogénésie », terme qui vient du grec « pathos = souffrance, maladie », et « gennan = engendrer », c'est-à-dire créer une maladie, induire une pathologie expérimentale; en effet Hahnemann, procéda à l'expérimentation de diverses substances suivant un protocole bien déterminé: les sujets testés doivent être sains et sensibles, les doses utilisées variables.

Pour mieux comprendre la réalisation d'une pathogénésie, nous allons choisir comme substance le mercure: l'intoxication par ce métal déclenchera des tableaux variés en fonction de la dose utilisée; à doses fortes on observera *une forme suraiguë* se traduisant par une inflammation très douloureuse de tout le tube digestif, une anurie (arrêt de l'élaboration des urines), puis rapidement collapsus et mort dans les 24 à 36 heures.

A doses moyennes, *la forme subaiguë* se traduira par des symptômes comparables mais pour aboutir à la mort dans les 8 à 15 jours.

Enfin, à doses encore plus faibles mais répétées, nous observerons un tableau d'*intoxication chronique*; nous retrouverons des signes digestifs atténués — nausées, vomissements, diarrhée —, inflammation de la bouche avec enflure de la langue qui garde de l'empreinte des dents, inflammation pharyngée et expectorations sanguinolentes, sueurs abondantes, tremblements dit « mercuriels », parésies musculaires.

Des *doses physiologiques répétées* chez le sujet sain, suivant le protocole hahnemannien, vont faire apparaître des symptômes encore plus atténués et d'autant plus subtils que les doses seront plus faibles ; tous les symptômes induits par la substance expérimentée sont consignés dans leur ordre d'apparition ; ils varieront en fonction de la dose utilisée et de la sensibilité du sujet.

La pathogénésie comprendra certains signes induits par l'intoxication subaiguë et chronique qui pourront être témoins de manifestations organiques ; les signes induits par l'expérimentation à doses sub-toxiques et à dilutions croissantes s'adresseront plus particulièrement aux manifestations lésionnelles, sensorielles, fonctionnelles et psychosomatiques.

Dans la pratique, prescrire un médicament homéopathique va consister à choisir celui qui présentera le plus de symptômes en commun avec le tableau clinique du malade, en référence à cette sorte de « grille symptomatique » qu'est la pathogénésie du médicament.

L'ensemble des pathogénésies constitue la « Matière médicale », bréviaire des médecins homéopathes.

Ce concept de « guérison des semblables par les semblables » était déjà connu d'Hippocrate 400 ans avant Jésus-Christ.

Dans son expérience, Hahnemann se rendit compte que plus la substance employée était faible en concentration, meilleurs étaient les résultats ; d'où le corollaire du principe précédent, le PRINCIPE DE L'INFINITESIMALITE.

Ce principe constitue souvent une pierre d'achoppement à l'acceptation de l'homéopathie ; il peut être plus facilement appréhendé si l'on rappelle une loi pharmacodynamique qui reconnaît la possibilité d'*inversion de l'action d'un médicament en fonction de sa concentration (loi d'Arndt-Schultz)* : par exemple, suivant la dose, la digitaline peut accélérer ou ralentir le cœur ; l'émétine, vomitif à hautes doses, guérira les nausées à doses plus faibles.

On peut maintenant définir l'homéopathie comme une méthode basée sur ce que le Dr CONAN-MERIADEC appelle une analogie entre deux processus réactionnels déclenchés l'un par l'expérimentation, l'autre par la maladie : *ainsi* ***toute substance susceptible de déclencher chez un individu sain et sensible un ensemble de symptômes sera capable de***

guérir chez un sujet malade des symptômes analogues, à condition d'être prescrite à petites doses.

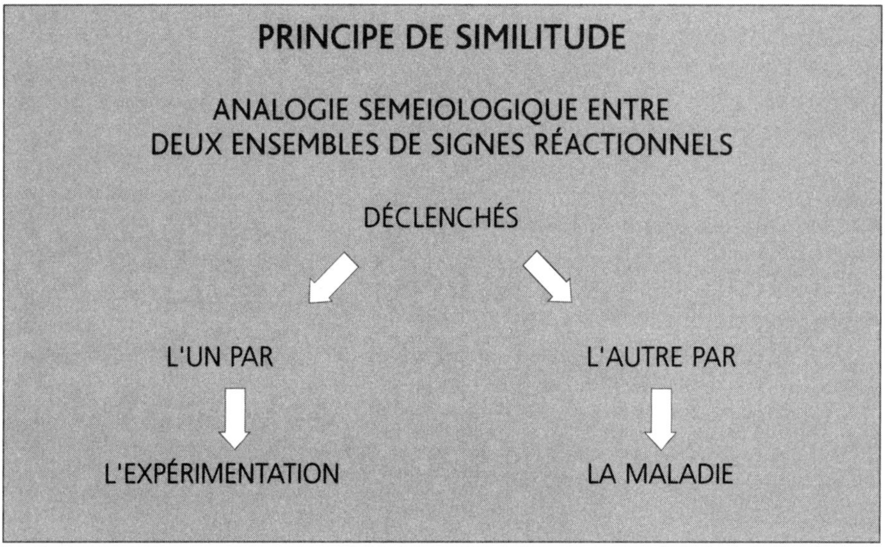

A ces deux principes il faut en ajouter un troisième qui fait toute l'originalité de l'homéopathie :

Le principe de totalité ou de globalité

Il consiste à prendre en compte la totalité des symptômes aussi bien passés que présents d'un sujet malade.

Ce qui est bien en accord avec les théories psychosomatiques contemporaines particulièrement bien élaborées par Henri LABORIT.

Le médicament homéopathique possède un statut légal en France depuis un arrêté ministériel remontant à 1948 et à l'inscription à la *Pharmacopée* en 1965.

La recherche fondamentale, si elle a toujours existé, a pris un essor particulier ces dernières années. De nombreuses publications scientifiques dans des revues de haut niveau ont apporté la preuve de l'action des dilutions homéopathiques, et la pharmacologie de l'infinitésimal ne cesse de progresser.

Quant à l'explication du « phénomène homéopathique », de multiples travaux sont en cours et ne sauraient tarder à nous apporter la réponse, soit par le biais de la physique quantique ou par la preuve d'une information au niveau des récepteurs.

L'homéopathie n'est donc pas une thérapeutique marginale. Ses résultats cliniques quotidiens sont la réponse à ses détracteurs et doivent être reconnus au même titre que ceux obtenus par quelque autre technique, aussi codifiée soit-elle, telle que laser.

Dans ce contexte, le lecteur pourra peut-être s'étonner que cette médecine homéopathique, globale par définition, puisse s'adresser à un organe aussi petit et apparemment aussi isolé que l'œil.

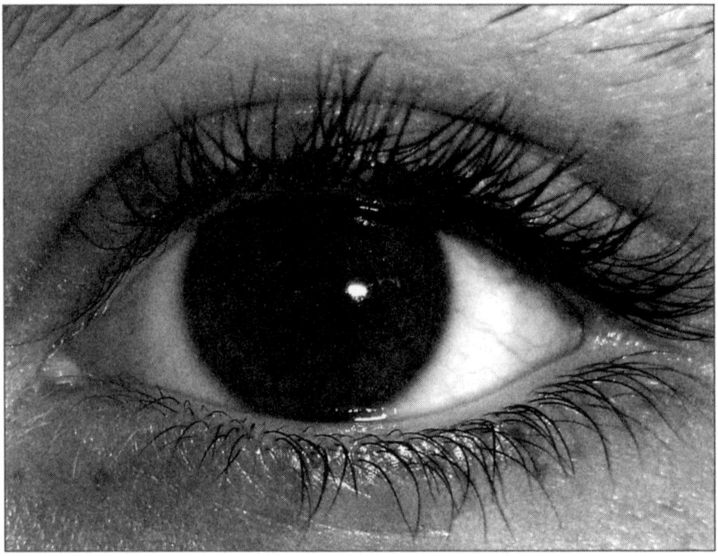

Œil. – vue de face.

•••

L'ENVIRONNEMENT DE L'ŒIL*

Il faut en effet rappeler que l'œil, s'il est enveloppé d'une coque, la sclérotique, qui l'isole de l'orbite, est en rapport :

- avec la circulation générale ;
- avec le cerveau ;
- avec l'environnement.

1. Avec la circulation générale :

La rétine est tapissée d'une membrane vasculaire appelée choroïde, en rapport avec la circulation générale ; de nombreuses affections générales, inflammatoires, virales, allergiques, parasitaires, pourront être transmises à l'œil par cette voie circulatoire.

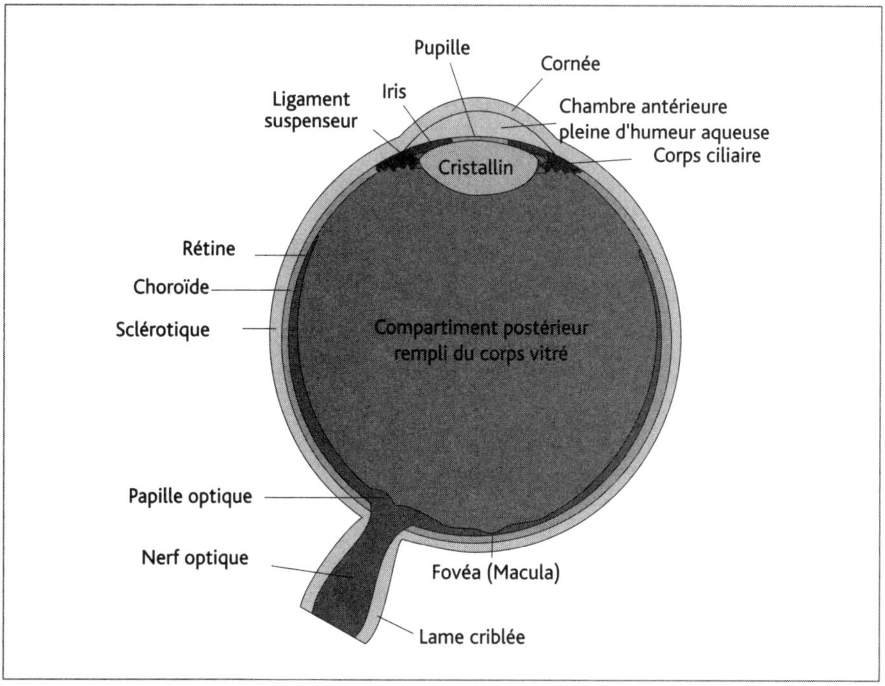

Schéma de l'œil.

La rétine est également irriguée par un riche système de vaisseaux artériels et veineux que l'on peut directement examiner à l'ophtalmoscope, ce qui permet de découvrir les lésions du diabète, de l'hypertension artérielle ou autres affections vasculaires.

* Voir également schéma 1, p. XXIII – coupe générale de l'œil.

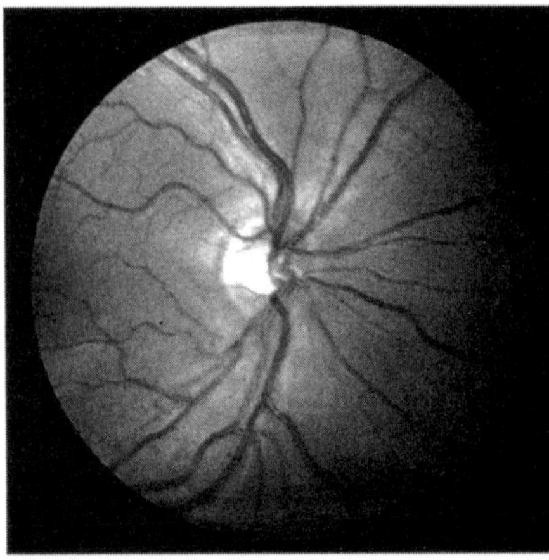

Fond de l'œil : la rétine, la papille du nerf optique, les vaisseaux.

2. Avec le cerveau :

L'œil est en rapport avec le cerveau par le nerf optique. Constitué par les fibres optiques en connexion directe avec les cellules nerveuses de la rétine, il part du pôle postérieur du globe et aboutit à la partie occipitale du cerveau, après un trajet où il est en relation étroite avec plusieurs structures cérébrales.

Ceci permet de comprendre qu'un certain nombre d'affections neurologiques, en particulier vasculaires et tumorales, s'accompagnent de symptômes oculaires tels que la perte d'une partie du champ visuel ou la survenue d'un œdème (gonflement) du nerf optique. Ceux-ci guideront l'ophtalmologiste vers le diagnostic, confirmé ensuite par les examens neuro-radiologiques.

3. Avec l'environnement extérieur :

Vers l'avant, par la cornée et la conjonctive, l'œil est en rapport avec le milieu extérieur où circule une multitude d'allergènes de toutes sortes : poussière, gaz de sprays divers, poils d'animaux, bactéries, virus, parasites, champignons et tous les éléments de pollution. On comprendra aisément que cet œil, malgré ses protections naturelles — paupières, couche des larmes avec ses enzymes de défense —, puisse être le siège d'affections diverses : bactériennes, virales, parasitaires, mycosiques, allergiques ou autres.

Avant de terminer ce chapitre sur un certain nombre de généralités, nous pensons aux lecteurs qui se demandent comment se déroule une consultation d'ophtalmologie homéopathique.

•••

CONSULTATION D'OPHTALMOLOGIE HOMÉOPATHIQUE

1. Circonstances déterminant l'orientation vers un ophtalmologiste homéopathe

En effet, dans quelles circonstances vient-on consulter un « ophtalmologiste homéopathe » dont la double spécialité est peu répandue ?

Très souvent il s'agit d'un patient adressé par son médecin généraliste homéopathe pour une affection oculaire ou recommandé par un membre de la famille ou un ami qui s'est fait soigner par un ophtalmologiste homéopathe.

Dans d'autres cas, les patients découvrent la possibilité de traiter leur affection ophtalmologique par la lecture d'ouvrages homéopathiques de vulgarisation, ou en assistant à des conférences sur l'intérêt de l'homéopathie en ophtalmologie.

Plus rarement, les patients sont adressés par leur ophtalmologiste traitant.

2. Déroulement d'une consultation d'ophtalmologie homéopathique

Elle ne diffère d'une consultation classique que par son déroulement en trois phases :

- *Un premier temps* d'examen qui doit être en tous points semblable à une consultation d'ophtalmologie classique.
- *Un deuxième temps* d'évaluation thérapeutique, c'est-à-dire où le praticien devra, en fonction du cas, choisir entre traitement allopathique, traitement chirurgical, photocoagulation au laser ou traitement homéopathique seul ou associé.
- *Un troisième temps,* où l'ophtalmologiste homéopathe, s'il a décidé de traiter homéopathiquement, prendra certes toujours en considération la plainte du patient, la motivation qui l'amène à consulter, mais recherchera à l'intégrer dans la totalité psychosomatique de celui-ci, en particulier dans les maladies oculaires chroniques. Pour cela, il devra se livrer à une enquête approfondie sur les antécédents personnels et familiaux de son patient et sur ses troubles actuels, non seulement au niveau de son œil mais de tout son organisme, en recherchant l'existence de troubles migraineux, cutanés, digestifs, circulatoires, urinaires, génitaux, neuro-

musculaires et psychiques ; il devra s'intéresser à son équilibre pondéral et préciser ce qu'on appelle en homéopathie ses « modalités », c'est-à-dire sa sensibilité au froid, à la chaleur, à l'humidité, d'éventuelles aggravations horaires, saisonnières ou climatiques, des latéralités prédominantes.

Il devra aussi essayer de connaître son mode réactionnel devant les maladies. Il établira ainsi une sorte de profil psychosomatique de son patient et recherchera le médicament le plus en similitude, le plus en harmonie avec ce profil, abordant de cette manière son terrain particulier bien individualisé, selon ce qu'un de nos maîtres en homéopathie, le Dr Denis Demarque, appelait la « séméiologie de l'individuel ».

On pourrait ajouter le quatrième temps « administratif », indispensable dans notre société contemporaine qui n'apprécie malheureusement pas les économies réalisables grâce au traitement homéopathique.

Nous allons essayer d'illustrer cette demande particulière que constitue une consultation d'ophtalmologie homéopathique en prenant deux types de situations différentes :

- un cas aigu ;
- un cas chronique.

Consultation ophtalmologique homéopathique d'un cas aigu :

Exemple : conjonctivite virale aiguë :

- **1er temps – l'examen** :

Le patient se plaint d'avoir les yeux rouges et de souffrir : il importe de bien lui faire préciser sa plainte. Il ne s'agit pas d'une vraie douleur mais d'une sensation de cuisson, de brûlure, de sable, de gêne à la lumière (photophobie).

Dès l'examen, les paupières apparaissent généralement enflées, la conjonctive est rouge.

L'ophtalmologiste dispose d'un appareil appelé biomicroscope qui lui permet d'examiner à un fort grossissement l'œil de son patient cf. p. 21).

Il commencera par la conjonctive.

D'abord *la conjonctive bulbaire*, cette membrane translucide qui tapisse ce qu'on appelle le « blanc de l'œil » dont la couleur nacrée est donnée par la sclérotique sous-jacente.

- Cette conjonctive bulbaire se réfléchit pour tapisser la face interne des paupières.
- En abaissant la paupière inférieure, on observe la conjonctive du cul-de-sac inférieur.
- En retournant la paupière supérieure on examine la conjonctive palpébrale supérieure qui recouvre le tarse, support fibreux de la paupière.
- En cas de conjonctivite, toute la conjonctive bulbaire, du cul-de-sac inférieur et du tarse supérieur sera rouge.
- En cas de conjonctivite virale, l'examen biomicroscopique permettra d'identifier la présence de petites saillies translucides, les follicules qui aideront au diagnostic.
- En déplaçant la fente lumineuse de son appareil l'ophtalmologiste étudiera la cornée, membrane sphérique bombée transparente, à travers laquelle on aperçoit l'iris coloré, percé de la pupille.

Entre la cornée et l'iris est délimitée une cavité, la chambre antérieure de l'œil où circule un liquide, l'humeur aqueuse : en cas d'inflammation de l'iris, cette humeur aqueuse normalement transparente deviendra trouble par suite de précipitations d'éléments inflammatoires, albumine et cellules.

L'ophtalmologiste, grâce à son appareil, observe une véritable coupe optique sagittale (c'est-à-dire d'avant en arrière) de ces différentes parties de l'œil.

En cas de conjonctivite, il étudiera attentivement la cornée, à la recherche de lésions cornéennes, fréquentes dans les conjonctivites virales.

Le diagnostic de conjonctivite virale sera soupçonné devant :

- l'œdème des paupières ;
- l'inflammation de la conjonctive ;
- la présence de follicules ;

et sera confirmé par l'existence fréquente d'une adénopathie (ganglion) en avant du tragus de l'oreille, adénopathie appelée pour cela pré-traguienne.

Dans cette affection, les symptômes oculaires restent généralement isolés. Ils peuvent dans certains cas s'accompagner d'un malaise général et d'une élévation modérée de la température.

- **2e temps:**

L'ophtalmologiste homéopathe ne prescrira pas de remède spécifique du virus, mais cherchera le médicament anti-inflammatoire le plus en rapport avec ce qu'il aura observé en fonction du mode réactionnel du sujet à l'agression virale.

Il le choisira en fonction des « modalités » :

- *APIS MELLIFICA*, si l'œdème domine le tableau avec amélioration des symptômes par le froid ;
- *ARSENICUM ALBUM* en cas de modalité inverse d'amélioration par la chaleur ;
- *BELLADONNA ou ACONITUM NAPELLUS* si la rougeur l'emporte sur l'œdème ;
- *FERRUM PHOSPHORICUM* quand existe une composante hémorragique.

Nous voyons que dans ce cas aigu pris en exemple le médicament est choisi en fonction d'une similitude locale, valorisée par les modalités.

Consultation homéopathique d'un cas chronique :

Exemple : conjonctivite allergique chronique

Les circonstances de la consultation sont déjà très différentes : le patient ne vient pas en urgence, mais prend rendez-vous, désirant consulter pour une affection qui le fait souffrir depuis des mois, voire des années, affection qu'il connaît bien car il a généralement consulté plusieurs ophtalmologistes qui ont tous conclu au diagnostic de conjonctivite allergique et essayé différents traitements avec des résultats jugés insuffisants par le patient.

Ce patient se plaint de démangeaisons, signe le plus fréquent de cette allergie conjonctivale, mais aussi de brûlure, de sensation de sable, de larmoiement ; l'œil rougit, les paupières enflent à la moindre occasion : atmosphère enfumée, télévision, travail sur écran.

Les sécrétions sont inconstantes, généralement modérées et intermittentes.

○ **1er temps:**

L'examen au biomicroscope confirmera:

- la rougeur de la conjonctive et recherchera dans le cul-de-sac inférieur et sur le tarse supérieur la présence de follicules, petites saillies bulleuses de la conjonctive;

- il écartera une complication cornéenne que fera redouter une photophobie importante (gêne à la lumière).

Dans cette affection, le premier temps d'examen ne fait que confirmer un diagnostic déjà évident.

○ **Le 2e temps**– celui du choix thérapeutique – est aussi relativement aisé, car 3 types de situation se présentent généralement:

- 1er cas, le patient sait qu'il est allergique, sait à quoi il est allergique, mais hésite à entreprendre une désensibilisation spécifique classique, rebuté par son aspect fastidieux et astreignant;

- 2e cas, le patient a déjà fait une désensibilisation qui n'a donné aucun résultat ou l'a aggravé, ce qui se produit plus souvent en cas de polysensibilisation à plusieurs allergènes;

- 3e cas, le patient suppose qu'il est allergique, mais n'a pas fait les examens permettant de déceler l'allergène responsable.

Dans tous ces cas le traitement homéopathique nous paraît justifié.

○ C'est dans ce type d'affection que **le troisième temps** prend toute son importance; après avoir établi le profil psychosomatique de son patient, sorte de portrait-robot, ce que notre confrère Denis Demarque appelle la la *réaction individuelle du malade*, il va essayer de trouver le médicament le plus en résonance avec lui. Lorsque la similitude entre le médicament et le patient est très étroite, on parle de *simillimum*.

Dans ce cas chronique, l'ophtalmologiste prescrira des médicaments pour soulager la douleur et l'inflammation oculaire, mais aussi un médicament pour traiter le terrain allergique.

●●●

APPROCHE DU « TERRAIN » : LES « DIATHÈSES »

Pour illustrer notre démarche d'ophtalmologiste homéopathe dans les cas aigus, puis dans les cas chroniques, nous avons choisi deux cas à type d'exemple, afin d'être schématique. Il est bien évident que les cas sont multiples, aussi bien dans la pathologie aiguë que dans la pathologie chronique.

A côté de cette approche déjà profonde, il en existe une autre qui peut encore aller plus loin dans le traitement du terrain.

C'est Samuel HAHNEMANN qui le premier remarqua que la thérapeutique par les semblables ne suffisait pas toujours à éviter les récidives.

Dans son traité sur les « Maladies chroniques », paru en 1828, il ramène ces états chroniques et récidivants à trois causes qu'il appelle alors les « miasmes », car à son époque les germes n'avaient pas encore été découverts : ce sont la psore, la syphilis et la sycose, auxquelles après l'ère pasteurienne, NEBEL ajoutera le tuberculisme, et qui constituent les « DIATHESES ». On les définit comme « un ensemble d'affections qui frappent une même personne et auxquelles on attribuait une origine commune ».

Actuellement, le concept de diathèse à été élargi à la lueur de notions plus modernes et peut-être défini comme ***« un mode réactionnel spécifique à un groupe d'individu devant un certain type d'agression au cours du temps ».***

Cela vous explique pourquoi les homéopathes s'informent des antécédents personnels et familiaux de leurs patients à la recherche de ce mode réactionnel.

Très schématiquement ces modes sont au nombre de quatre qui semblent correspondre, comme CONAN-MERIADEC l'a finement analysé, à quatre grandes tactiques de défense de l'organisme.

Le mode psorique, dont les crises d'élimination vont constituer le mode de défense contre les maladies de surcharge et les troubles métaboliques. Ces crises se manifesteront aux niveaux de divers organes-cibles, dont la peau, qui constitue un siège de prédilection.

Le caractère récidivant et alternant de ces manifestations évoque cette diathèse qui présente de nombreux points communs avec l'allergie. Le remède de fond de la psore est *SULFUR* et son « résonateur diathésique » *PSORINUM.*

L'intérêt de cette approche, pour nous ophtalmologistes homéopathes, est d'une part de nous orienter vers une famille de médicaments parmi lesquels nous choisirons ceux qui nous paraissent les mieux indiqués; d'autre part de sélectionner dans notre expérience certaines affections ophtalmologiques plus particulièrement spécifiques de chaque diathèse, la psore étant le terrain d'élection de toutes les affections oculaires allergiques où qu'elles se situent et, à un stade de décompensation de la diathèse, à des affections ophtalmologiques séniles ou scléreuses.

Le mode tuberculinique réagit par une exagération du catabolisme (destruction) cellulaire, dont l'extrême manifestation pourra être la caverne pulmonaire tuberculeuse, heureusement devenue rare grâce en partie aux moyens allopathiques de défense contre la tuberculose, mais aussi au progrès de l'hygiène de vie et à l'évolution des pathologies.

Le mode tuberculinique se traduit par:

Des éliminations de type tuberculinique, c'est-à-dire qui intéresseront surtout les muqueuses et les séreuses (tapis intérieur des organes), beaucoup plus accessoirement la peau, et qui contrairement aux éliminations du mode psorique ne soulagent pas le patient.

Et d'une façon générale toutes les affections chroniques et récidivantes en rapport avec l'hypersensibilité tuberculinique.

Un terrain psychique particulier, fait de fragilité et d'instabilité à tous les niveaux, tant physique que psychique.

Les principales manifestations ophtalmologiques relevant de cette diathèse seront:

- les affections inflammatoires chroniques et récidivantes des muqueuses oculaires: blépharites, sclérites, conjonctivites, en particulier virales;
- les affections ophtalmologiques en rapport avec une hypersensibilité tuberculinique objectivable par les tests, à quelque niveau qu'elles se situent dans l'œil.

Le mode sycotique sera au contraire la résultante d'un ralentissement des échanges métaboliques et cellulaires aboutissant à la prolifération cellulaire ou à la sclérose.

Ce mode sera généralement secondaire :

- Soit à des infections chroniques :
  - des organes génito-urinaires : le gonocoque, longtemps rendu responsable étant actuellement souvent supplanté par d'autres bactéries, telles les chlamydiae ou les parasites, au premier rang desquels le *candida albicans ;*
  - de la sphère oto-rhino-laryngée.
- Soit à des vaccinations répétées, intempestives et inutilement réitérées, dont la plupart d'entre elles sont malheureusement motivées par des intérêts financiers dont nos enfants font les frais.
- Soit à toutes sortes d'agressions dites *iatrogènes*, c'est-à-dire dues à l'effet secondaire de nombreux médicaments dont la liste serait beaucoup trop long à établir ; nous ne citerons que les corticoïdes et les antidépresseurs.

Dans le domaine de l'ophtalmologie, cette diathèse sycotique, appelée aussi par Samuel HAHNEMANN la maladie des « fics », c'est-à-dire des formations cutanées tumorales bénignes, se retrouvera :

- dans les tumeurs bénignes de la peau des paupières : verrues, condylomes ;
- dans les inflammations oculaires en relation avec des infections chroniques oto-rhino-laryngologiques ou génito-urinaires ;
- et aussi dans des affections oculaires chroniques liées à un dérèglement du système immunitaire induit par l'utilisation intempestive ou erronée de substances dites *iatrogènes*, c'est-à-dire, ayant des effets secondaires néfastes : un rapport a été publié par les ophtalmologistes ayant pour titre « les effets indésirables des médicaments en ophtalmologie », en 1985.

Le mode luétique aura trois principaux modes d'expression :

- l'inflammation cutanéo-muqueuse avec tendance à l'ulcération ;
- la micro-angiopathie (lésion des capillaires), responsable de troubles circulatoires ;
- la sclérose.

Nous retrouvons cette triade au niveau oculaire où cette diathèse luétique se traduira par :

- des affections à tendance ulcérative:
  - au niveau de la jonction entre la peau et la conjonctive, appelée le bord libre des paupières: blépharites;
  - au niveau de la cornée: ulcère de la cornée;
- des affections circulatoires:
  - oblitérations capillaires;
  - occlusions veineuses;
- des affections sclérogènes:
  - cataracte;
  - artériosclérose.

Ces diathèses sont, pour nous spécialistes, des fils directeurs, des sortes de « clés » susceptibles de nous guider vers le choix de *médicaments de fond.* Ceux-ci, comme le suggère leur dénomination, s'adresseront au patient en profondeur. Il s'agira de traiter le terrain responsable de sa maladie chronique ou récidivante. Cette approche est individuelle puisque la tactique est de cibler, dans l'histoire présente et passée du patient, ce mode réactionnel qui lui est propre et d'y adapter notre traitement.

●●●

NOUS DISTINGUERONS DONC TROIS NIVEAUX D'ACTION

Le niveau de traitement local d'après les signes locaux = 1er niveau :

Il consistera à chercher le médicament homéopathique le mieux indiqué par les symptômes locaux qui amènent le patient à consulter ; c'est-à-dire la substance qui expérimentalement déclenche des signes identiques à ceux induits par la maladie oculaire. Nous le rechercherons dans le recueil que constitue la « matière médicale ».

Par exemple, une conjonctive allergique se traduisant par un larmoiement abondant et irritant accompagné d'écoulement nasal non irritant correspondra à *EUPHRASIA*.

Le niveau des médicaments de fond = 2^e^ niveau

Où les signes oculaires seront intégrés dans la totalité du sujet. Dans cette perspective le choix du médicament tiendra compte des signes locaux mais recherchera s'ils sont associés à d'autres troubles à distance, tels que des céphalées (maux de tête), des troubles digestifs, circulatoires, cutanés, urinaires, mentaux ; cette façon de procéder a pour but de chercher le médicament en harmonie avec la « globalité » du sujet, qu'on appelle le *simillimum*. Cette stratégie est particulièrement utilisée dans les affections chroniques ou récidivantes.

Le troisième niveau :

On recherche les médicaments du « mode réactionnel » commun à des groupes de sujets réagissant d'une manière similaire à différentes agressions, appelé aussi « diathèse », et que nous avons décrit.

Ce livre traite de façon préférentielle du premier niveau et des *conseils thérapeutiques* qui en découlent .

Les deuxième et troisième niveaux permettront de comprendre la façon d'appréhender le *traitement du terrain* en homéopathie et de décrire quelles stratégies thérapeutiques les professionnels, médecins et spécialistes, appliquent (ou doivent appliquer) *dans les affections oculaires chroniques et récidivantes.* Le texte les concernant fera l'objet d'un encadré à fond gris.

Il s'ensuivra que dans un certain nombre de chapitres, une partie sera consacrée aux *possibilités de l'automédication*, une autre partie traitera des abords spécifiques du terrain qui ne sont pas du ressort de l'automédication.

Enfin certains chapitres seront presque exclusivement consacrés à *l'information* concernant les pathologies oculaires *du ressort indispensable du spécialiste ophtalmologiste.*

On pourrait mieux appréhender ces différentes démarches en les illustrant par référence aux feux de signalisation :

- ***le feu vert*** ouvre les possibilités d'une automédication, dans la mesure où il s'agit de traiter des affections bénignes pour lesquelles le recours à l'ophtalmologiste n'est pas immédiatement indispensable et où un traitement homéopathique peut être indiqué ;

- ***le feu orange clignotant*** autoriserait l'application des conseils thérapeutiques homéopathiques après qu'un diagnostic ophtalmologique précis ait été posé, l'homéopathie pouvant être prescrite seule ou associée au traitement du spécialiste ;

- ***le feu rouge*** concerne les pathologies oculaires dans lesquelles la consultation d'un ophtalmologiste est rigoureusement indispensable ; l'homéopathie peut y avoir sa place en association ou en alternance avec le traitement classique ; dans ces cas ce sera le traitement du terrain par le biais de ce que nous avons défini comme deuxième et troisième niveaux d'abord, qui ne peut être effectué que par des médecins ophtalmologistes eux même homéopathes ou en association avec des homéopathes généralistes.

Il reste encore un point important à préciser qui est de cerner les limites et les indications de l'homéopathie.

●●●

INDICATIONS ET CONTRE-INDICATIONS DE L'HOMÉOPATHIE EN OPHTALMOLOGIE

Certaines contre-indications sont absolues :

- les tumeurs oculaires malignes ;
- les affections congénitales relevables de la chirurgie ;
- le glaucome congénital, la cataracte congénitale ;
- le décollement de rétine ;
- le glaucome aigu, dit par « fermeture de l'angle » ;
- la toxoplasmose oculaire ;
- les affections dégénératives rétiniennes surtout quand elles se compliquent de l'apparition de vaisseaux pathologiques, appelés néo-vaisseaux qui peuvent dans certains cas être détruits au laser ;
- certaines maladies immunodépressives, parmi lesquels les complications oculaires du sida.

Cette liste n'est pas exhaustive car il existe malheureusement d'autres affections oculaires devant lesquelles toutes thérapeutiques restent vaines, en particulier, les maladies génétiques, mais cela nous entraînerait à des explications techniques qui sortent du cadre de cet ouvrage.

Certaines contre-indications sont relatives...

... dans la mesure où le traitement classique indispensable peut être associé au traitement homéopathique. Ce sera le cas :

- de certaines maladies métaboliques, dont le diabète, où le traitement homéopathique permettra dans un certain nombre de cas de diminuer les doses d'anti-diabétiques ou d'insuline et d'améliorer la tolérance ;
- du glaucome chronique dit « à angle ouvert », où le traitement homéopathique du terrain psychosomatique est tout à fait indiqué, associé au traitement local du glaucome ;
- des herpès récidivants de la cornée, où, là encore, la prise en considération du terrain particulier du patient, responsable des récidives, permet, par le choix judicieux de médicaments appropriés, d'espacer, de minimiser les récidives jusqu'à l'obtention de guérisons dans un certain nombre de cas ;

- dans les uvéites chroniques traitées par corticothérapie au long cours, la même stratégie aura pour but de baisser très progressivement les doses de corticoïdes et de diminuer ainsi la cortico-dépendance.

Nous n'allongerons pas cette liste, pensant illustrer notre démarche et nos résultats à travers des observations dans les chapitres qui vont suivre.

Indications homéopathiques :

Enfin dans un certain nombre d'affections ophtalmologiques les INDICATIONS HOMEOPATHIQUES SONT PREVALENTES :

- les affections cutanées et cutanéo-muqueuses, telles que l'eczéma des paupières, les blépharites, les conjonctivites chroniques ;
- les chalazions ;
- la sécheresse oculaire ;
- l'immense domaine de l'allergie, quelle que soit sa localisation dans l'œil ;
- les cataractes débutantes et partielles ;
- les céphalées (maux de tête) d'origine oculaire ;
- les troubles oculaires spasmodiques variés dus à la décompensation de minimes défauts visuels par suite de surmenage visuel lié à la vie moderne et entretenu par le travail dans de mauvaises conditions d'éclairage, ou le travail sur écran.

Les résultats des traitements, qu'ils soient allopathiques ou homéopathiques, dépendent certes du type et du mode évolutif de la maladie, mais aussi d'un facteur dont l'importance doit être soulignée, « le seuil de sensibilité individuelle ». Il existe des sujets hypo-sensibles chez lesquels les doses pondérales s'avèrent efficaces et à l'opposé des sujets hypersensibles qui présentent une susceptibilité particulière à la thérapeutique allopathique, multipliant les réactions secondaires et réagissant bien à la thérapeutique infinitésimale.

C'est dire combien il est difficile d'établir une règle générale. Dans tous les cas, seule l'expérience clinique peut guider. C'est dire aussi que les différentes thérapeutiques ne s'opposent pas mais peuvent se compléter et qu'il faut avoir la souplesse de passer de l'une à l'autre, rejoignant là ce que disait un célèbre dermatologue allopathe, le Dr Blamoutier :

« Il n'y a pas plusieurs thérapeutiques mais des malades différents. »

On pourrait conclure que l'homéopathie s'intègre parfaitement dans **l'humanisme** qui fait de l'homme, en tant que « sujet humain », le fondement de toutes les pensées comme de tous les projets, suivant la conception déjà émise par Descartes et d'autres philosophes.

1RE PARTIE

Action de l'homéopathie dans les affections des paupières et de la surface antérieure de l'œil

Chapitre 1

Indication de l'homéopathie dans les affections des paupières

Ce chapitre va aborder des affections que le traitement homéopathique suffira le plus souvent à soigner.

Successivement, seront traités :
- les orgelets ;
- les chalazions :
  - dans leur forme inflammatoire ;
  - dans leur forme indurée ;
- les blépharites ;
- l'eczéma ou dermite des paupières ;
- les contusions palpébrales ;
- les poches.

L'ORGELET

L'orgelet externe est lié à l'infection aiguë d'une glande sébacée de la base d'un cil (glande de Zeiss). On lui oppose l'orgelet interne, ou chalazion inflammatoire, d'aspect très proche, développé aux dépens de la glande de Meibomius (située dans la profondeur du tarse). La cause en est généralement le staphylocoque (voir photos 1& 2, p.XXIII).

L'œdème (gonflement) inflammatoire localisé, la douleur à type de sensation de piqûre ou de tension, marquent le début de l'affection. Il y a une zone circonscrite d'hypersensibilité. L'orgelet se présente comme une saillie ronde et en pointe, de la grosseur approximative d'un petit pois, souvent masquée par l'œdème, puis centrée par un petit foyer blanc jaunâtre, évoquant un mini-furoncle.

Il est fréquemment dû à l'attouchement des yeux avec des mains mal ou pas lavées, à l'utilisation de brosse à cils ou de produits de maquillage trop anciens et conservés sans précaution, bref à tout ce qui favorise la propagation du staphylocoque, germe le plus fréquemment en cause.

L'évolution spontanée se fait vers la perforation.

Cet orgelet peut être unique ou multiple, et il peut récidiver.

Traitement homéopathique des orgelets:

Médicaments du stade de début:

- *APIS MELLIFICA* est indiqué en cas d'œdème (gonflement) amélioré par les applications froides. C'est un médicament dont la puissance abortive est certaine, même quand l'œdème est très étendu.
- *ACONITUM NAPELLUS,* lorsque l'orgelet apparaît brutalement après exposition à un vent froid et sec ou après un courant d'air, comme par exemple après avoir conduit en voiture, la vitre baissée; l'inflammation est brutale, mais plus circonscrite que dans *APIS MELLIFICA*. La congestion l'emporte ici sur l'œdème; les douleurs sont souvent majorées, la surcharge anxieuse étant toujours évidente dans ce médicament.
- *BELLADONNA,* lorsque nous retrouvons la brutalité des symptômes, mais ici:
  - l'hypersensibilité est plus marquée, au toucher, aux mouvements du globe oculaire;
  - les douleurs sont battantes, lancinantes, annonçant le stade suivant de l'évolution.
- *PULSATILLA* est pour certains auteurs le médicament spécifique des orgelets; abortif au début, résolutif plus tard. Les orgelets sont moins enflammés et moins douloureux et surviennent souvent au décours d'une inflammation chronique des paupières.

⇨ ***Ces médicaments seront choisis en fonction des symptômes, c'est-à-dire de la réaction individuelle du sujet, et pris à la dilution 5 CH à raison de 2 granules répétés toutes les heures puis espacés dès amélioration.***

Ils seront associés à *un* TRAITEMENT LOCAL:

Application sur l'orgelet d'un coton imbibé d'*ECHINACEA* en teinture mère 3 fois par jour; le coton sera juste humecté, afin d'éviter un écoulement sur l'intérieur de la paupière, car où la conjonctive est très sensible à ce niveau; il sera appliqué en dessous de l'implantation des cils à la paupière inférieure et au dessus de l'implantation des cils à la paupière supérieure.

Dans cette affection bénigne l'amélioration est rapide, en 2 à 3 jours.

Médicaments du stade de suppuration :

Si l'orgelet évolue vers la suppuration, il faudra choisir d'autres médicaments :

- *HEPAR SULFUR* est indiqué au début de la suppuration lorsqu'elle s'accompagne :

  – de douleurs aiguës très localisées, piquantes ;

  – d'une hypersensibilité au toucher et au froid ;

  Donné à ce stade, il activera le processus de résorption. Il sera également utilisé dans les cas où l'orgelet étant collecté le médecin est amené à l'inciser, pour en activer l'évacuation.

- *MERCURIUS SOLUBILIS* convient aux orgelets suppurés souvent multiples. Les paupières sont rouges, œdématiées, parfois excoriées ; les douleurs, surtout à type de brûlure, sont nettement exagérées par la lumière et la chaleur radiante.

- *MYRISTICA* est un petit médicament qui active également le processus de résorption et de cicatrisation lorsque l'orgelet est perforé. Il complète l'action d'*HEPAR SULFUR*.

Ces médicaments seront également pris à la dilution 5 CH, 2 granules 3 fois par jour, toujours associés à l'application de T.M. (teinture mère) d'ECHINACEA.

- *STAPHYLOCOCCINUM* peut être pris à n'importe quel stade évolutif de l'orgelet, étant donné la fréquence de l'origine staphylococcique de l'infection, mais **à la dilution 9 CH, sous forme de dose-globules**, qui sera absorbée en totalité, à la raison d'une dose à jeun dès le début de l'orgelet, à répéter 3 jours de suite.

Les médicaments homéopathiques indiqués au stade de début de l'orgelet, ainsi qu'à son stade suppuratif, amèneront dans la majorité des cas la résolution ou la résorption du processus inflammatoire sans que l'on ait besoin de recourir aux antibiotiques locaux ni aux corticoïdes.

•••

LES CHALAZIONS

Il s'agit d'un « granulome inflammatoire chronique », sorte de kyste de la glande de Meibomius située dans l'épaisseur de la paupière.

Unique ou multiple, il peut disparaître spontanément au bout de quelques semaines, surtout chez l'enfant, ou bien rester à l'état chronique, ou encore évoluer vers la liquéfaction purulente avec issue du contenu vers le bord libre de la paupière ou dans le cul-de-sac conjonctival, suivant sa situation.

Il faut distinguer les chalazions d'aspect inflammatoire des chalazions froids, bien circonscrits et indurés (voir photo 3, p. XXIV).

Chalazions inflammatoires :

Ils présentent un tableau très voisin de celui des orgelets :

- l'œdème (gonflement), mode réactionnel de la paupière à toute sorte d'agression, appelle *APIS MELLIFICA* ;
- si les phénomènes congestifs dominent, les médicaments les plus souvent indiqués sont :
  - *BELLADONNA*,
  - *ACONITUM NAPELLUS*,

  avec les signes déjà décrits à propos des orgelets.

Dans certains cas, les phénomènes inflammatoires correspondent à la liquéfaction purulente du chalazion, une des évolutions possibles de ce dernier :

- *HEPAR SULFUR* activera la résorption associé à *MYRISTICA* ;
- *STAPHYLOCOCCINUM* sera prescrit en dose en 9 CH, une dose 3 jours de suite puis une fois par semaine, deux à trois semaine de suite, car l'évolution du chalazion est plus longue que celle de l'orgelet.

Les autres médicaments (ci-dessus) seront utilisés en 5 CH, à raison de 2 granules 3 fois par jour.

Le traitement local sera associé : application d'une mini-compresse de la taille du chalazion, découpée dans une compresse stérile et imprégnée de quelques gouttes de teinture mère d'*ECHINACEA*, 2 à 3 fois par jour pendant toute la durée de l'évolution du chalazion.

TRAITEMENTS DES CHALAZIONS INFLAMMATOIRES

TRAITEMENT LOCAL

1. Découper dans une compresse stérile, un petit carré de la taille du chalazion.
2. L'humecter d'une ou deux gouttes de teinture mère d'*ECHINACEA*.
3. L'appliquer sur le chazalion jusqu'à ce que la mini-compresse soit sèche.

➾ ***2 à 3 fois par jour***

Les chalazions indurés :

S'il est lié le plus souvent à l'évolution fibreuse d'un orgelet ou d'un chalazion inflammatoire, le chalazion induré n'en a plus du tout l'aspect.

Il se présente comme un petit nodule induré, bien circonscrit, non inflammatoire, qui saille sous la paupière mais que l'on sent souvent seulement à la palpation de la paupière, où il donne la sensation de rouler sous le doigt.

Il est d'évolution chronique.

TRAITEMENT LOCAL

Application de mini-compresses imbibées de teinture mère de *PLATANUS* 3 fois par jour.

TRAITEMENT INTERNE

STAPHYSAGRIA 5 CH, est vraiment le médicament de ce type de chalazion, 3 granules matin et soir jusqu'à disparition.

Mais, pour tenter de faire résorber ce petit kyste fibreux et éviter l'intervention, il faut souvent faire appel à d'autres médicaments d'induration tissulaire et glandulaire :

CALCAREA FLUORICA, CONIUM MACULATUM, ZINCUM METALLICUM ou à des médicaments de fond, comme *THUYA*, autre médicament de ces chalazions indurés.

Ces médicaments ne seront pas choisis sur l'aspect local du chalazion, mais en fonction d'autres signes associés.

Traitement homéopathique des orgelets et des chalazions multiples ou récidivants

Pour essayer d'éviter les récidives, la démarche thérapeutique sera différente : elle prendra en considération des symptômes qui orienteront vers des **médicaments de fond**. On pourra parler de « prescription élargie », suivant la terminologie du Docteur Alain Horvilleur, qui correspond à notre ***deuxième niveau d'action*** et peut intéresser les lecteurs déjà familiarisés avec les techniques homéopathiques.

- *PULSATILLA* est plus particulièrement indiqué lorsque l'orgelet ou le chalazion surviennent chez un sujet caractérisé par sa carnation claire, la fragilité de sa peau, son tempérament doux, émotif, timide, et la variabilité de ses symptômes. L'existence de phénomènes de stase veineuse et de troubles digestifs conduira également à employer ce médicament ; bien indiqué il préviendra souvent les récidives.

- *GRAPHITES* est un médicament d'orgelets récidivants qui se recouvrent d'une croûte écailleuse sous laquelle suinte un liquide jaune visqueux, épais comme du miel. Il est d'autant plus indiqué que l'on a affaire à des individus pâles, obèses, frileux, constipés, sujets aux blépharites chroniques, à l'eczéma, et à des cicatrices indurées.

- *SILICEA,* dont les orgelets ou les chalazions multiples, d'évolution torpide, récidivent, chez des sujets déminéralisés ou présentant des troubles de l'équilibre minéral (sodium-potassium-calcium) et qui se défendent mal contre l'infection ; il est particulièrement efficace chez les enfants.

- *ARSENICUM ALBUM* si les orgelets s'accompagnent d'un œdème palpébral blanc, de douleurs brûlantes améliorées par les applications chaudes, ce qui les différencie d'*APIS MELLIFICA*.

  Ils alternent souvent avec différentes autres manifestations telles que l'asthme, l'eczéma ou la diarrhée.

- *LACHESIS* s'adresse aux orgelets et aux chalazions qui siègent volontiers à gauche, sans que ce cette latéralité soit exclusive, se reproduisent les jours précédant les règles, avec tendance au sphacèle (escarre) lorsqu'ils ont été traumatisés ; l'aggravation de tous les symptômes par l'arrêt des éliminations, par la chaleur, par le sommeil, la fragilité capillaire, en confirment le choix.

Cette liste de médicaments homéopathiques n'est pas limitative.

➪ ***En fonction des symptômes associés, les médicaments d'orgelets ou de chalazions multiples ou récidivants sont conseillés en moyenne*** *dilution quotidienne 7 CH, 1 fois par jour ou en haute dilution 9 et 15 CH, 5 granules ou une dose-globules hebdomadaires ou mensuelles suivant le degré de similitude (adéquation entre les symptômes du patient et ceux du médicament, cf. chapitre Généralités).*

LES CONTUSIONS PALPÉBRALES

Il peut s'agir d'une contusion ou d'un hématome. Celui-ci peut être bénin, mais s'il est important avec enflure de la paupière, il faut un examen ophtalmologique en urgence pour rechercher une lésion sous-jacente du globe oculaire.

Dans le cas d'ecchymoses modérées consécutives au heurt d'une glace ou d'un mur, coup de poing à la suite d'une bagarre entre enfants qui n'a touché que la paupière, on peut conseiller :

- application de glace plusieurs fois dans la journée ;
- *ARNICA* 7 CH ;
- *LEDUM PALUSTRE* 5 CH ;

➪ ***3 granules de chaque alternés toutes les deux heures; la résorption se fait rapidement.***

L'œdème palpébral :

Il peut être transitoire, lié à un traumatisme ou à une inflammation.

Mais il peut-être chronique, lié à une allergie ou à une affection générale responsable de rétention hydrique, telle l'albuminurie, à des troubles métaboliques, à une maladie auto-immune, ou encore à une cause iatrogène (prescription médicale), en particulier à un traitement corticoïde.

C'est dire que devant un œdème palpébral il est nécessaire de se livrer à une enquête rigoureuse : interrogatoire, examen autant clinique que biologique.

Les œdèmes allergiques se traduisent par un gonflement des paupières ; la cause la plus fréquente est du à l'utilisation de produits cosmétiques : laits, crèmes, toniques ou autres soins et produits allergisants (voir photo 4, p. XXIV).

La première règle est d'éliminer le ou les produits responsables.

Les poches :

Il est important de ne pas confondre œdème (gonlement) et poche.

Les poches sont dans la majorité des cas liées au vieillissement, elles commencent généralement au niveau des paupières inférieures qui apparaissent boursouflées, surtout au réveil.

Au début quand elles sont peu importantes une certaine amélioration, sinon une stabilisation, peut être obtenue :

- grâce à des soins esthétiques ;
- à l'application de compresses imbibées de sérum glacé ou d'un masque froid que l'on peut trouver dans le commerce ;
- à la pause de « patches » ;
- à l'utilisation de crème ou de gels anti-poches.

Sur le plus général, on peut recommander :

- une bonne hygiène de vie : diététique, sport, oxygénation ;
- des préparations phytothérapiques ou homéopathiques pour drainer les émonctoires (peau, foie, reins, appareil digestif).

Ex : – *SOLIDAGO* 4 CH,
– *BERBERIS* 4 CH,

➾ ***30 gouttes de chaque 2 fois par jour ou les deux produits mélangés en une seule solution dans un flacon de 60 ou 125 ml.***

Bref, on emploie tout ce qui peut aider à combattre le processus de vieillissement. Quand le poches sont trop importantes, elles traduisent une hernie du tissu graisseux sous la peau, elle-même distendue : c'est le stade de l'intervention chirurgicale.

Conseils de traitement homéopathique pré et postopératoire

En pré-opératoire :

- *ARNICA* 5 CH, trois granules pendant les huit jours précédant l'intervention, le matin à jeun – et *CHINA* 4 CH, trois granules le soir.
- *PHOSPHORUS* 15 CH, une dose à jeun, le matin des 3 jours précédant l'intervention,
- *GELSEMIUM* 15 CH, une dose à jeun au coucher, la veille de l'intervention.

En post opératoire :

- Appliquer des compresses stériles imbibées de sérum glacé trois à quatre fois par jour,
- *ARNICA* 9 CH, 3 granules matin et soir,
- *LEDUM PALUSTRE,* 5 CH trois granules deux fois par jour – *APIS MELLIFICA,* 7 CH trois granules deux fois par jour,

---

➾ Pendant 8 à 15 jours, suivant l'évolution de l'œdème et des ecchymoses.

LES BLÉPHARITES

Du grec blepharon, paupière, les blépharites traduisent l'inflammation du bord des paupières mais peuvent revêtir de nombreux aspects dont la description serait vite fastidieuse; nous avons donc choisi de les illustrer par quelques exemples:

- Les deux cas qui suivent entrent dans le cadre que ce qu'on appelle **les blépharites « érythémateuses »**:

- Eric, 20 ans se plaint depuis quelque temps d'avoir le bord des paupières rouges avec sensation de cuisson, de brûlures, parfois de démangeaisons. A l'examen il n'y a pas de sécrétions, pas de parasite, seule la dilatation des petits capillaires du bords des paupières qui se traduit par ***de la rougeur*** indiquera un médicament homéopathique de congestion inflammatoire: *BELLADONNA* ou *ACONITUM NAPELLUS* quand la rougeur est encore intense, *FERRUM PHOSPORICUM, CLEMATIS ERECTA* lorsqu'elle est modérée (voir photo 5, p. XXIV).

- Françoise, 25 ans présente un tableau voisin de celui d'Eric, mais les paupières sont enflées et *APIS MELLIFICA* conviendra mieux à cet œdème inflammatoire.

- Le cas de Ginette 40 ans est différent: il s'agit en effet d'une **« blépharite squameuse »**:

  Le bord de ses paupières est recouvert de squames dont l'aspect est variable:

  - Tantôt fines et en poudre, ressemblant à de la farine, elles correspondent à *ARSENICUM IODATUM*.
  - Tantôt épaisses, croûteuses avec une sécrétion collant les paupières le matin; elles indiquent principalement 2 médicaments, *KALIUM SULFURICUM*, quand la sécrétion est abondante, peu épaisse, jaunâtre, *KALIUM PHOSPHORICUM*, si elle est plus épaisse, jaune orangée et s'accompagne de croûtes nasales de même aspect.

  Localement, il est essentiel de nettoyer ces squames, ces croûtes et ces sécrétions deux à trois fois par jour avec une compresse stérile ou un coton imbibé d'une solution à base de teinture mère de Calendula et d'instiller dans les yeux un collyre:

  - *ECHINACEA* 3 DH, excipient sérum isotonique aux larmes, pour un flacon de 10 ml renouvelable au bout de 15 jours.

- Passons à la troisième sorte de blépharites : **les blépharites** dites **folliculaires** ou **ulcéreuses** (voir photo 7, p. XXIV).

  Elles sont liées à une inflammation plus profonde des follicules pileux et des glandes de la base des cils et se traduisent par de véritables micro-abcès qui se collectent autour de ces follicules puis évoluent vers l'ulcération, d'où leur désignation.

  La suppuration aboutit à la formation de croûtes tout le long des bords des paupières, agglutinant les cils (voir photo 6, p. XXIV).

  - *GRAPHITES* correspond bien à ces croûtes écailleuses d'où s'écoule un liquide épais et gluant comme le miel, qui ont tendance à saigner quand on les nettoie et s'accompagnent souvent de fissures des angles externes des paupières.

  - Nettoyer ces croûtes s'avère indispensable en procédant comme nous l'avons fait pour les blépharites squameuses ; mais souvent le simple nettoyage ne suffira pas et il faudra avoir recours à l'ophtalmologiste qui devra utiliser un instrument adéquat, aiguille ou spatule pour détacher les croûtes ; il aura souvent la surprise de découvrir sous celles-ci autant de petites ulcérations qu'il y a de croûtes ; cet aspect évoquera deux principaux groupes de médicaments :

- *Les sels de Mercure*, en particulier, *MERCURIUS SOLUBILIS* qui correspond bien au double processus d'abcédation et d'ulcération.

  - L'aspect est bien évocateur du médicament : les paupières sont rouges, enflées, agglutinées, recouvertes de ces croûtes que nous avons décrites, qui masquent les ulcérations ; il existe fréquemment un larmoiement abondant et irritant ; les symptômes sont aggravés par la lumière naturelle et artificielle, par la chaleur et la nuit.

  - *MERCURIUS CORROSIVUS* s'adresse à un processus encore plus irritatif et plus ulcératif.

- Le deuxième groupe de médicaments appartient à celui *des sels de potassium :*

  - *KALIUM BICHROMICUM*, le bichromate de potassium correspond à un aspect bien particulier : le bord des paupières est agglutiné par une sécrétion si épaisse et visqueuse qu'elle durcit autour des cils, leur formant autant de petits manchons durs, jaune-verdâtres qui recouvrent les ulcérations lorsqu'on les excise.

– *ARGENTUM NITRICUM*, le nitrate d'argent, utilisé en collyre comme antiseptique et bactéricide, peut être prescrit en dilution homéopathique dans les blépharites s'accompagnant de douleurs piquantes comme par des échardes, améliorées par l'air frais et en baignant les yeux à l'eau froide.

Tous ces médicaments de blépharite, choisis en fonction de l'aspect et de l'influence de certains facteurs d'environnement: lumière, chaleur, hygrométrie — que les homéopathes dénomment MODALITES — seront prescrits en basse dilution 4e ou 5e CH centésimale hahnemannienne et répétés plusieurs fois par jour, associés au traitement local.

Cette manière de procéder permet dans la plupart des cas de traiter avec succès les différentes blépharites en évitant l'usage des pommades et collyres antibiotiques et anti-inflammatoires.

Mais le problème de ces blépharites est qu'elles ont le génie de la récidive et que leur répétition risque d'entraîner une chute des cils, une déformation des bords des paupières, dont certaines ne seront que du ressort de la chirurgie.

Or, dès qu'il y a récidive ou tendance à la chronicité, l'homéopathe pense immédiatement à un problème de terrain et va chercher à aller plus loin dans sa thérapie, c'est-à-dire à trouver le ou les médicaments qui soigneront la blépharite en l'intégrant dans l'ensemble psychosomatique du patient, en appliquant notre ***deuxième niveau d'action.***

Cette recherche du remède de fond «en similitude» avec le cas du patient aboutit à la prescription de médicaments d'action générale, tels SEPIA, NATRUM MURIATICUM, ARSENICUM ALBUM, NUX VOMICA, ce qui demande bien évidemment l'entraînement d'un homéopathe expérimenté.

Cet homéopathe s'il veut vraiment venir à bout d'une blépharite récalcitrante essaiera, en tenant compte, non plus des seuls symptômes actuels du patient, mais de ses antécédents personnels, familiaux et héréditaires, de trouver la diathèse (maladie de terrain) responsable, selon notre ***troisième niveau d'action.***

Les blépharites chroniques évoluent souvent sur un terrain allergique, apparenté à la «psore», ce qui indique plus particulièrement deux médicaments, SULFUR et PSORINUM.

Mais la réaction blépharitique n'est pas l'apanage exclusif de la diathèse psorique; ce processus d'élimination se retrouve aussi dans les diathèses «tuberculinique» ou «sycotique» appelant les remèdes et «biothérapiques» correspondants, tels TUBERCULINUM, THUYA ou MEDORRHINUM.

En conclusion :

Traiter homéopathiquement une blépharite, c'est :

- d'abord essayer de trouver le médicament qui correspond à l'aspect de cette dernière, en s'aidant des modalités ;
- c'est aussi chercher celui qui traitera à la fois la blépharite et l'ensemble des symptômes du sujet, le SIMILLIMUM ;
- c'est découvrir l'ensemble du traitement par le biothérapique (dilution homéopathique de produit pathologique) de la diathèse responsable ;

C'est à cette condition que l'on parvient à :

- atténuer la symptomatologie ;
- espacer et minimiser les poussées ;
- et dans certains cas à guérir cette affection qui, bien que bénigne, reste très gênante et souvent rebelle aux thérapeutiques classiques ; c'est ainsi qu'on peut éviter le recours aux antibiotiques et corticoïdes qui bien souvent ne font que déplacer le processus éliminatoire.

●●●

L'ECZÉMA OU DERMITE DES PAUPIÈRES

Les paupières sont en relation directe avec l'environnement, et exposées à des allergènes de toutes sortes; la liste en est longue et pourtant leur identification est essentielle car l'éviction de l'allergène constitue le premier traitement.

Parmi les allergènes les plus souvent responsables nous citerons les cosmétiques, les teintures, les sprays divers (allergie au produit ou au gaz des laques), les résines volatiles, les vernis à ongle.

Tous les collyres et pommades peuvent être à l'origine de dermite des paupières, non seulement par leur principe actif, qu'il s'agisse d'antibiotiques, d'anesthésiques, de collyres dilatateurs de l'iris ou autres, mais aussi souvent par leur conservateur, en particulier, les dérivés mercuriels. N'oublions pas que les plantes peuvent être incriminées: primevère, artichaut, chrysanthème, ficus, surtout dans les rhinites.

Les pneumallergènes (allergènes véhiculés par la voie aérienne), pollens, poussière de maison, moisissure, poils d'animaux, sont le plus souvent responsables de conjonctivite et de rhinite.

Mais ne fait pas une allergie à ces produits qui veut; elle se manifeste généralement sur un terrain particulier appelé «atopique» et repose sur un mécanisme d'hypersensibilité immédiate immunitaire.

La dermite, ou eczéma des paupières, peut se manifester de différentes manières:

- La plus fréquente est l'eczéma sec.
- Plus rarement, l'eczéma vésiculeux ou croûteux.
- Et encore plus rarement l'eczéma sur infecté.

A ces différents aspects correspondent différents médicaments homéopathiques.

Dans les eczémas secs:

L'œdème (gonflement) peut être la première et la seule manifestation de l'allergie. Quand il est important, il peut s'étendre aux deux paupières et même à la face, réalisant ce qu'on appelle une crise d'*œdème de Quincke*. Le médicament homéopathique le plus indiqué est *APIS MELLIFICA*. Il sera prescrit en 5 CH toutes les demi-heures, et espacé au fur et à mesure de l'amélioration; cette dilution courante est généralement efficace; lorsque ce n'est pas le cas il faut la remplacer par *APIS MELLIFICA*, 9 CH ou 15 CH, que certains homéopathes emploient d'emblée.

Bien entendu la détection puis l'éviction de l'allergène empêcheront les récidives.

Lorsque l'œdème s'accompagne de squames sur la surface des paupières, deux médicaments principaux répondent à cet aspect :

- *ARSENICUM ALBUM,* (l'arsenic en dilution) quand œdème et squames s'accompagnent d'une sensation de brûlure et d'un prurit, tous deux améliorés par la chaleur et les applications chaudes.
- *KALIUM ARSENICOSUM*, sel de potassium, convient aux éruptions sèches plutôt écailleuses, avec démangeaison intolérable aggravée par la chaleur (réaction thermique inverse de celle d'*ARSENICUM ALBUM*, qui aide à choisir entre les deux remèdes).

Les eczémas vésiculeux :

Parmi les médicaments d'éruptions vésiculeuses, qu'il s'agisse d'eczéma, d'herpès ou de zona, citons (voir photo 8, p. XXIV) :

- *RHUS TOXICODENDRON*, le sumac vénéneux, arbrisseau des Etats Unis et du Japon, médicament princeps de la « dermite vésiculeuse » : sur un fond de peau rouge et enflée apparaissent des vésicules qui laissent bientôt sourdre un liquide clair et brûlant ; l'éruption est généralement aggravée par l'air frais.
- *CANTHARIS,* préparé à partir de la mouche cantharide, convient aux vésicules larges et très brûlantes, d'où s'écoule un liquide excoriant et brûlant ; les brûlures sont améliorées par les compresses froides.

L'eczéma croûteux :

Ainsi nommé parce que les vésicules laissent rapidement place à des croûtes ; le traitement homéopathique fera appel à :

- *PETROLEUM* (pétrole blanc), dont les croûtes jaunâtres sont souvent associées à des fissures des commissures (angles des paupières) ; les éruptions et les fissures de *PETROLEUM* sont toujours aggravées par le temps froid et hivernal.
- *GRAPHITES* est également un remède d'eczéma fissuraire, mais l'éruption est comparable à celle que l'on à décrite dans les blépharites croûteuses, qui sont, rappelons-le, souvent allergiques, les démangeaisons de *GRAPHITES* sont, contrairement à celles de *PETROLEUM*, soulagées uniquement par le froid.

Eczéma surinfecté :

Dans les ECZEMAS SURINFECTES, rares au niveau des paupières, sauf en cas d'extension d'un eczéma du visage ou du cuir chevelu :

- MEZEREUM est bien indiqué lorsque existent des croûtes blanchâtres, épaisses, sous lesquelles du pus jaunâtre est collecté. Les démangeaisons sont intolérables, aggravées par la chaleur et les applications chaudes.

Bien d'autres médicaments peuvent être indiqués d'après l'aspect local de l'eczéma ; **ils seront prescrits en basse dilution 4 ou 5 CH répétés plusieurs fois par jour en fonction de l'intensité des signes et espacés au fur et à mesure de l'amélioration.**

Mais traiter l'eczéma c'est aussi, nous l'avons dit, rechercher l'allergène et procéder à son éviction à chaque fois que cela est possible, ce qui n'est pas toujours le cas ; par exemple, dans les eczémas professionnels : coiffeur allergique aux teintures, aux sprays, boulanger à la farine de blé, à la poudre d'amande (ce qui lui pose de sérieux problèmes au moment des galettes des rois) ; nous pourrons alors préparer *des dilutions de l'agent responsable* qui seront prescrites à la manière d'une sorte de désensibilisation, sur laquelle nous reviendrons dans le chapitre des conjonctivites allergiques

Citons le cas d'un éleveur de tortues de Floride (300 000 importées par an), allergique à la poussière de gammares (crevettes séchées utilisées pour la nourriture des tortues) ; mais il s'est révélé allergique à de nombreux autres aliments ; il s'agissait d'une polysensibilisation alimentaire latente, en relation avec son terrain particulier, le terrain atopique.

L'homéopathie a l'originalité, nous l'avons déjà vu, grâce à son large clavier thérapeutique, de soigner le terrain responsable.

C'est dire que traiter un eczéma des paupières c'est :

- **rechercher le ou les allergènes responsables ;**
- **les éradiquer dans la mesure du possible ;**
- **traiter par des médicaments indiqués par l'aspect local de l'eczéma ;**
- **chercher la cause profonde atopique et la traiter par les médicaments de fond et les médicaments de la diathèse en cause ;**
- **compléter le traitement par un isothérapique (préparation homéopathique de la substance responsable de l'allergie) de l'allergène quand il a été identifié.**

Cette stratégie thérapeutique, de par sa complexité, rend difficile toute automédication et impose le recours à un homéopathe compétent.

Chapitre 2

Inflammation de la surface oculaire

La surface oculaire désigne la partie antérieure visible de l'œil, c'est-à-dire la conjonctive et la cornée.

L'inflammation de cette surface se traduit par les trois signes qui sont le « trépied » de toute inflammation : ***rougeur, douleur, chaleur,*** dont l'intensité variera en fonction de la cause de l'inflammation.

Avant d'aborder l'inflammation la plus courante de cette surface, la conjonctivite, il est nécessaire d'évoquer les différentes affections oculaires qui se traduisent par une rougeur appelée aussi « hyperémie », car toute rougeur oculaire n'est pas forcément une conjonctivite, ce qui justifie ce paragraphe consacré au « diagnostic de l'œil rouge ».

DIAGNOSTIC DE L'ŒIL ROUGE

La rougeur oculaire peut s'observer dans de nombreuses affections concernant cette surface oculaire dont une partie est observable à « l'œil nu » (voir photo p. 22 et photo 9, p. XXV).

Lorsque vous regardez un œil vous êtes généralement frappés par sa couleur ; cette couleur est donnée par *l'iris* ; on distingue, d'après cette couleur, les yeux bleus, les yeux bruns ou bien sûr les yeux de teinte intermédiaire et mixte.

Cet iris, vous l'observez à travers *la cornée,* sorte de coupole sphérique parfaitement transparente à l'état normal.

L'iris est percé d'un orifice circulaire d'aspect noir et qui apparaît rouge sur les photographies au flash : c'est *la pupille* ; derrière cet orifice se situent le cristallin et les autres structures de l'œil, non visibles sans recours à des appareils d'ophtalmologie, et après avoir dilaté la pupille ; ces structures font partie de ce qu'on appelle le segment postérieur de l'œil ; nous en reparlerons.

L'examen attentif de l'œil permet encore d'apercevoir entre les paupières, tout autour de la cornée et de l'iris, une zone blanchâtre, *la sclérotique ou sclère*; c'est la coque de l'œil, qui lui confère sa résistance et l'aspect de « blanc de l'œil »; vous l'apercevez à travers une membrane translucide, irriguée par de fins filets vasculaires, rarement identifiables à l'œil nu: c'est la conjonctive; cette membrane tapisse également l'intérieur de la paupière inférieure, moulant ce qu'on appelle le cul-de-sac inférieur et facilement visible en abaissant la paupière inférieure; elle se réfléchit aussi sur la face postérieure de la paupière supérieure qu'elle tapisse; pour examiner cette partie de la conjonctive, il faut retourner la paupière supérieure.

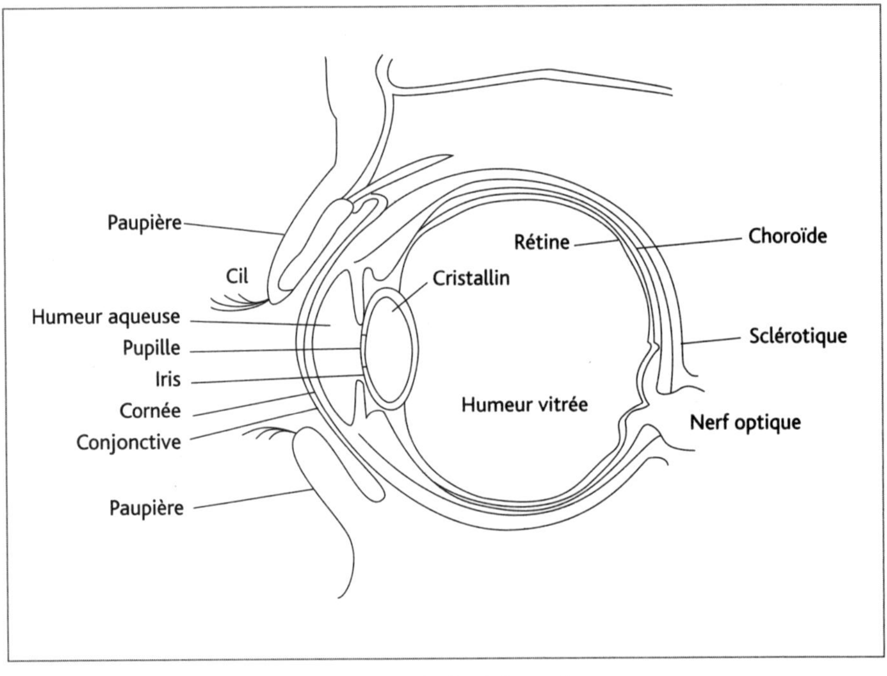

Coupe sagittale du globe oculaire.

La rougeur de l'œil peut être due à plusieurs causes; mais cette rougeur rarement isolée est accompagnée d'autres symptômes qui vont orienter le diagnostic, ce sont essentiellement:

- la douleur;
- l'atteinte de l'acuité visuelle;
- la photophobie (gêne à la lumière).

Pour plus de clarté nous allons schématiser plusieurs tableaux.

Premier tableau :

L'œil est rouge, sans douleur, sans baisse de la vision, sans gêne à la lumière, sans sécrétion.

Il peut s'agir :

D'une hémorragie sous-conjonctivale :

La rougeur est brutale, le plus souvent d'un seul côté, homogène, diffuse à tout le blanc de l'œil ou localisée à un secteur (voir photo 10, p. XXV).

Elle est la plupart du temps liée à une fragilité capillaire, mais peut-être en rapport avec une hypertension générale ou une augmentation de la pression de l'œil ; elle impose donc une consultation chez un ophtalmologiste.

En attendant *ARNICA* 5 CH, trois granules trois fois par jour, associé à un collyre à base de rutine aideront à sa résorption.

Ou d'une conjonctivite :

- soit avant l'apparition de la sécrétion dans les conjonctivites inflammatoires et bactériennes (dues à des bactéries ou bacilles) ;
- soit de conjonctivite sans sécrétion, comme c'est souvent le cas des conjonctivites virales et allergiques ;
- soit de conjonctivite par sécheresse oculaire.

Dans tous ces cas de conjonctivite, la rougeur est plus ou moins marquée mais elle intéresse de façon diffuse la conjonctive du blanc de l'œil — appelée conjonctive bulbaire — et la conjonctive des culs-de-sac.

Elle s'accompagne, non pas de douleurs, mais de *signes d'irritation conjonctivale* : sensation de corps étranger, de cuisson, de brûlures, de démangeaisons.

En résumé :

- la rougeur diffuse de la conjonctive,
- les signes d'irritation conjonctivale sans vraie douleur, sans baisse de la vision,

seront en faveur d'une simple conjonctivite ;

- l'apparition d'une sécrétion confirmera le diagnostic.

Avant d'aborder la conduite à tenir thérapeutique et la place de l'homéopathie dans ces différentes conjonctivites nous allons envisager les autres situations où rencontrer un œil rouge.

Deuxième tableau :

L'œil est rouge, mais aussi douloureux, la vision trouble et la photophobie (gêne par la lumière) importante :

- la rougeur, lorsqu'on examine l'œil au biomicroscope, n'est pas diffuse comme dans une conjonctivite, mais concentrique à la cornée et à l'iris, au niveau de la jonction entre la cornée et la conjonctive appelée *limbe* et dénommée à cause de cette localisation « cercle péri-kératique » ;
- la photophobie est très marquée ainsi que le larmoiement dès que le patient ouvre son œil ;
- la douleur est toujours présente, d'intensité variable, piquante voire vrillante suivant les cas.

Seul un examen ophtalmologique pourra confirmer le diagnostic. On instille un collyre à base d'un colorant vital qui, en imprégnant la lésion, en précisera le siège et la nature ; il peut s'agir d'une ***kératite*** traumatique, bactérienne, virale (herpès, zona), allergique, mycosique, qui imposera toujours **un examen et un traitement d'urgence par un ophtalmologiste**.

Troisième tableau :

- la rougeur est tout aussi localisée autour du limbe ;
- la vision est atteinte : sensation de voile plus ou moins important ;
- la douleur est souvent de type névralgique, irradiant à la région péri-orbitaire, d'intensité variable.

Dans ce cas-là aussi, seul un examen au biomicroscope mettra en évidence les phénomènes inflammatoires au niveau de l'iris et du corps ciliaire, responsables d'une ***iritis ou irido-cyclite***, appelée aussi *uvéite antérieure* ; les causes en sont multiples et nécessitent **des investigations et le recours indispensable à l'ophtalmologiste**.

Quatrième tableau :

- la rougeur est violacée, aussi localisée mais à un secteur limité de la conjonctive bulbaire, étalée comme un faisceau, on parle alors ***d'épisclérite;*** ou circonscrite comme un bouton, on parle de ***sclérite*** (voir photos 11 et 12, p. XXV) ***;***
- la douleur est provoquée par les mouvements de l'œil ;
- il n'y a pas d'atteinte de la vision.

Les sclérites sont souvent en rapport avec une affection allergique ou rhumatismale mais elles peuvent aussi être une manifestation de maladie auto-immune (pathologie en rapport avec une déficience du système immunitaire); elles ne doivent donc pas être négligées; elles aussi imposent **des investigations et le recours à l'ophtalmologiste**.

Un traitement homéopathique pourra être associé en fonction de la cause.

Cinquième tableau:

- l'importance des phénomènes inflammatoires,
- la violence de la douleur,
- la dilatation de la pupille ou mydriase,
- la chute importante de l'acuité visuelle,
- la dureté du globe oculaire,

imposent le diagnostic de crise ***de glaucome aigu par fermeture de l'angle*** et un traitement d'urgence en milieu hospitalier, suivant le protocole classique.

Cette crise peut être précédée de périodes de troubles visuels, de sensation passagère de voile, d'irritation, de douleur mal définie, de céphalée (mal de tête), localisée autour des yeux, dont l'ensemble constitue des crises subaiguës, souvent négligées, et qui doivent faire consulter un ophtalmologiste; car la découverte d'une anomalie de configuration de l'œil responsable de la crise de glaucome aigu pourra être traitée par une intervention au laser qui mettra à l'abri de la crise aiguë.

Ce glaucome par fermeture de l'angle, est tout différent du glaucome chronique auquel un chapitre sera consacré.

Ces tableaux montrent bien les différences entre les affections qui ont en commun la rougeur de l'œil et dont la plupart nécessitent le recours à l'ophtalmologiste.

Nous allons donc aborder les inflammations de la conjonctive où l'homéopathie a de nombreuses indications, dans la mesure où les autres causes de rougeur de l'œil ont été éliminées.

•••

INFLAMMATIONS DE LA CONJONCTIVE

LES CONJONCTIVITES

Maladie oculaire la plus commune, la conjonctivite constitue la réaction inflammatoire de la muqueuse conjonctivale aux agressions les plus diverses, qu'elles soient bactériennes, virales, mycosiques, parasitaires, allergiques ou toxiques.

LES CONJONCTIVITES INFLAMMATOIRES

L'homéopathie met à notre disposition des médicaments d'inflammation, dont nous avons déjà parlé à propos des affections des paupières, mais aussi de sécrétions que nous pouvons prescrire dans de nombreuses affections inflammatoires conjonctivales ; ce qui permet d'éviter l'emploi prématuré d'antibiotiques ou de corticoïdes qui — de nombreux travaux concordent à ce sujet — ont l'inconvénient de modifier la flore conjonctivale, de favoriser les résistances et les mutations.

Il existe plusieurs types de conjonctivites, en fonction des symptômes, de *la cause*, du mode évolutif.

Nous envisagerons successivement :

- les conjonctivites catarrhales ;
- les conjonctivites bactériennes ;
- les conjonctives virales ;
- les conjonctivites allergiques ;
- la conjonctivite de l'œil sec.

LES CONJONCTIVITES INFLAMMATOIRES «CATARRHALES»

« Catarrhe » vient du grec *katarrhos,* écoulement. Bien que cette terminologie soit désuète, elle continue à désigner les conjonctivites dont les sécrétions sont d'aspect variable, mais non purulentes.

C'est le type de conjonctivite que l'on observe au cours de maladies infectieuses de l'enfance, rougeole, scarlatine, et aussi de la grippe. Les agents responsables sont du groupe des gros virus, *Myxovirus, Paramyxovirus, Influenza*.

Selon l'évolution on distingue les formes aiguës et les formes subaiguës.

Formes aiguës :

Le début est en général brutal, par une sensation de corps étranger, de picotements, de cuisson, de brûlure; les paupières sont plus ou moins gonflées.

La conjonctive est hyperhémiée (pleine de sang) et c'est à ce stade que peut se poser le diagnostic de l'œil rouge; mais il n'y a pas de vraie douleur ni de baisse de vision, et la rougeur est étendue à tout le blanc de l'œil : c'est le stade précatarrhal.

Puis la sécrétion s'installe, d'abord aqueuse, puis muqueuse, filante ou muco-purulente : c'est le stade catarrhal.

Traitement homéopathique des conjonctivites inflammatoires aiguës au stade précatarrhal, avant la sécrétion

Il utilise des médicaments d'inflammation aiguë

- *ACONITUM NAPELLUS,* quand la conjonctivite apparaît brutalement après un coup de froid, avec :
  - sensation de douleur brûlante, aiguë;
  - larmoiement;
  - aspect rouge et brillant du blanc de l'œil.
- *BELLADONNA*, ce médicament est caractérisé par :
  - l'intensité de la rougeur de la muqueuse;
  - la sensation de forte brûlure;
  - la sécheresse et l'hypersensibilité à la lumière.

- *APIS MELLIFICA*, est mieux indiqué lorsque :
  - les paupières sont bouffies, enflées, ainsi que la conjonctive, qui apparaît comme boursouflée (chémosis) ;
  - les douleurs aiguës, piquantes et brûlantes ;
  - le larmoiement chaud ;
  - tous les symptômes sont améliorés par l'application de compresses froides.
- *PHYTOLACCA* associe :
  - des yeux rouges, injectés ;
  - des paupières rouges et gonflées ;
  - une sensation de corps étranger, de sécheresse et de brûlure.
- *IPECA* associe :
  - rougeur, et aspect enflammé de la conjonctive ;
  - larmoiement profus ;
  - gêne oculaire accentué par les mouvements des yeux qui peut s'accompagner de nausées.

Au stade catarrhal la sécrétion apparaît, elle peut être, fluide, séreuse, plus ou moins épaisse, mais pas purulente.

Traitement homéopathique des conjonctivites inflammatoires aiguës au stade catarrhal

Une désinfection locale sera effectuée plusieurs fois par jour :

- Lavage au sérum physiologique ;
- Instillation de collyre *ECHINACEA* 3 DH, associée à la prise de médicaments homéopathiques de sécrétions :
- *EUPHRASIA* a une action élective sur la muqueuse oculaire au point d'avoir été surnommé « herbe à ophtalmie ou casse-lunette ». Il vient en tête de liste des médicaments de conjonctivite catarrhale aiguë :
  - l'hyperémie conjonctivale est intense ;
  - le larmoiement constant, irritant, voire excoriant (pouvant provoquer une écorchure de la peau au voisinage de l'œil) ;
  - la sécrétion toujours épaisse et collante ;
  - tous les symptômes sont aggravés au grand air, sauf le larmoiement.

La conjonctivite peut être isolée ou associée à un coryza abondant, mais qui, lui, n'est pas irritant.

Il est donc particulièrement bien indiqué dans le catarrhe oculo-nasal des maladies infectieuses de l'enfant.

- *MERCURIUS SOLUBILIS* est aussi un médicament de sécrétion qui se rapproche beaucoup d'*EUPHRASIA*. On les distingue cependant d'après les critères suivants:
  - l'écoulement est moins épais que celui d'*EUPHRASIA*;
  - la sensibilité est plus marquée à la lumière artificielle;
  - la conjonctivite est aggravée par la chaleur, la nuit et n'est pas améliorée au grand air.
- *RHUS TOXICODENDRON*, le sumac vénéneux, est indiqué lorsque la conjonctivite survient après exposition au froid humide avec:
  - larmoiement profus, irritant et brûlant;
  - sécrétion séro-muqueuse moins épaisse que celle des deux médicaments précédents, accompagnée d'une sensation de raideur des paupières.
- *ARSENICUM ALBUM* convient aux conjonctivites catarrhales, avec:
  - écoulement excoriant, brûlant, mêlé de filaments fibrineux;
  - gonflement des paupières amélioré par les applications chaudes, ce qui le distingue de celui d'*APIS MELLIFICA*.
- *KALIUM IODATUM* présente:
  - un larmoiement abondant, irritant;
  - un écoulement le plus souvent clair, séreux, plus rarement verdâtre et épais.

L'aggravation par la chaleur se retrouve comme dans *EUPHRASIA* et *MERCURIUS SOLUBILIS*, mais elle est plus marquée entre 2 et 5 heures du matin.

➪ ***Ces médicaments seront prescrits en 5 CH toutes les 2 heures, espacés au fur et à mesure de l'amélioration.***

Formes subaiguës :

Traitement homéopathique des conjonctivites inflammatoires subaiguës au stade catarrhal

- *PULSATILLA* présente une sécrétion très caractéristique, jaune verdâtre, bien liée, profuse et non irritante;

– les paupières sont collées le matin;

- l'ensemble des symptômes est aggravé par la chaleur, amélioré au grand air, comme tous les signes de *PULSATILLA*.

- *KALIUM SULFURICUM* a des sécrétions proches de celles de *PULSATILLA*, jaunâtres, fluides, et les mêmes modalités d'aggravation par la chaleur, d'amélioration au grand air, mais elles peuvent être irritantes.

- *KALIUM MURIATICUM* a des sécrétions épaisses, visqueuses, de coloration blanchâtre, souvent associées à une atteinte rhinopharyngée avec obstruction de la trompe d'Eustache.

- dans *DULCAMARA*, encore appelé *SOLANUM DULCAMARA*, la sécrétion peut être séreuse, aqueuse ou plus épaisse, jaunâtre, mais elle est toujours aggravée par temps froid et humide ; la conjonctivite réapparaît chaque fois que le sujet s'enrhume.

⇨ ***Ces médicaments seront pris en 5 CH 2 à 3 fois par jour et associés à la désinfection locale.***

●●●

LES CONJONCTIVITES BACTÉRIENNES

Ces conjonctivites sont dues à une infection par des microbes ou germes.

Nous ne ferons que citer l'ophtalmie purulente du nouveau-né, affection liée au gonocoque; redoutable, elle est devenue exceptionnelle depuis l'instillation systématique de collyre au nitrate d'argent, actuellement remplacé par la pénicilline.

Quant aux conjonctivites gonococciques de l'adulte et de l'enfant, elles tendent à augmenter avec la recrudescence des maladies sexuellement transmissibles; d'allure aiguë, avec œdème (gonflement) palpébral, sécrétions abondantes, purulentes, jaunâtres ou verdâtres, elles restent graves par leurs complications cornéennes, avec danger de perforation du globe et panophtalmie (infection étendue à la totalité du globe oculaire), et imposent un **traitement antibiotique d'urgence en milieu hospitalier**.

Nous centrerons donc notre intérêt sur ***les conjonctivites dites à germes banals***, les plus fréquentes puisqu'elles représentent le quart des conjonctivites.

Elles groupent des affections conjonctivales dont les aspects cliniques sont voisins, mais dont le germe responsable ne peut être précisé que par un examen bactériologique.

Le plus fréquemment la conjonctivite se manifeste brutalement:

- par des signes d'irritation conjonctivale: sensation de brûlure, de corps étranger, de sensibilité à la lumière;
- par une sécrétion abondante, purulente ou muco-purulente;
- par la rougeur et souvent l'enflure les paupières, parfois bordées de petites lésions ulcéreuses;
- la conjonctive est hyperhémiée (remplie de sang), rouge violacé, parfois ponctuée de petits points hémorragiques.

Des complications peuvent s'observer par extension de l'infection à la cornée:

- ulcères de cornée;
- l'hypopion (collection de pus dans la chambre antérieure de l'œil).

Les germes responsables sont nombreux: staphylocoque, streptocoque, pneumocoque, méningocoque, parmi les plus courants; mais il n'y a pas de forme clinique caractéristique d'un germe; par exemple la conjonctivite à staphylocoque pourra revêtir une forme subaiguë ou chronique chez l'adulte ; elle vient souvent compliquer d'autres manifestations staphylococciques locales comme une blépharite, ou générales (furonculose).

Si le staphylocoque doré est presque toujours pathogène (responsable de pathologie), les staphylocoques blancs et citrins qui se trouvent sur la peau peuvent le devenir dans certaines conditions telles que les facteurs environnementaux (hygiène, pollution) et la réceptivité de l'hôte.

La microflore conjonctivale joue un rôle important.

Il existe dans les culs-de-sac de la conjonctive une flore bactérienne ou microbienne qui a fait l'objet de différents travaux et études statistiques.

Les résultats permettent de souligner l'importance de la microflore conjonctivale des sujets sains. On y retrouve des bactéries présentes sur la peau et dans les milieux extérieurs, pour la plupart inoffensives, mais certaines, beaucoup moins fréquentes (2,72 % dans les conclusions statistiques), sont potentiellement pathogènes. Elles peuvent le devenir lorsque des germes provenant d'une muqueuse voisine ou d'un autre foyer infectieux viennent rompre l'état d'équilibre existant, par exemple en cas de diminution des défenses de l'organisme à l'occasion d'une maladie intercurrente, ou d'inhibition du pouvoir lytique des larmes (grâce à des enzymes les larmes ont la faculté de détruire certains agents infectieux) ; tous ces facteurs vont exalter la virulence de germes normalement non pathogènes.

Choix thérapeutique et traitement classique des conjonctivites bactériennes

Le diagnostic de conjonctivite bactérienne entraîne classiquement l'utilisation des antibiotiques et corticoïdes locaux, que l'on sait responsables du déséquilibre de la flore microbienne.

C'est pourquoi, bien que dans ces conjonctivites purulentes l'antibiothérapie soit la thérapeutique la plus largement utilisée du fait qu'elle minimise le danger de complications cornéennes, j'évite de l'appliquer en première intention.

Sous condition d'une surveillance étroite, et en fonction de la forme clinique, je procède schématiquement de la façon suivante.

Localement

- nettoyage des sécrétions au sérum physiologique ;
- instillation d'antiseptiques locaux ;
- et de collyre au Calendula en 3DH.

Par voie interne

Prescription d'un des principaux médicaments homéopathiques des sécrétions purulentes, répété à une fréquence variable en fonction du mode évolutif.

Traitement homéopathique des conjonctivites bactériennes aiguës

Le choix se fera parmi les médicaments suivants :

- *HEPAR SULFUR*, lorsque :
  - les paupières enflées, contractées, s'avèrent très douloureuses au toucher, et ont tendance à saigner quand on essaye de les retourner ;
  - la sécrétion est purulente, épaisse, abondante, parfois sanguinolente ;
  - les symptômes sont majorés par le froid.
- *ARGENTUM NITRICUM*, à chaque fois que :
  - l'écoulement est abondant, muco-purulent ou franchement purulent, non irritant ;
  - l'œdème (gonflement) et l'hyperémie (envahissement par le sang) de la conjonctive prédominent dans l'angle interne, au niveau des caroncules (petite saillie arrondie située dans la partie interne de l'œil) ;
  - la sensibilité à la lumière est aggravée dans une atmosphère chaude alors qu'elle est améliorée au grand air (modalité opposée à celle d'*HEPAR SULFUR*).
- *MERCURIUS SOLUBILIS* convient aux conjonctivites dont l'écoulement muco-purulent est abondant et irritant, avec aggravation des symptômes par la chaleur et surtout la nuit.

Ces médicaments seront utilisés en 5 CH, à raison de 3 granules 4 à 5 fois par jour.

Traitement homéopathique des conjonctivites bactériennes subaiguës

- *PULSATILLA* est indiqué quand :
  - l'écoulement est non irritant, bien lié et profus ;
  - les symptômes sont aggravés par la chaleur, améliorés par le grand air.

- *CALCAREA SULFURICA* présente :
  - une sécrétion jaunâtre et épaisse caractérisée par son aspect grumeleux.

C'est un médicament qui convient aux individus à peau malsaine, couverte d'acné et siège de suppurations cutanées comme *HEPAR SULFUR*, dont il se rapproche, tout en se distinguant par l'amélioration à l'air frais et une beaucoup moins grande hypersensibilité au toucher.

➾ ***Ces médicaments seront utilisés en 5 CH, 3 granules 2 à 3 fois par jour, en raison de l'allure subaiguë.***

Traitement homéopathique des conjonctivites bactériennes chroniques

- *NATRUM PHOSPHORICUM* sera utilisé en présence :
  - d'une sécrétion jaune d'or, crémeuse ;
  - chez des personnes qui souffrent de dyspepsie acide.
- *PICRICUM ACIDUM* convient aux conjonctivites chroniques avec :
  - sécrétion abondante, jaunâtre et épaisse ;
  - chez des personnes épuisés par le moindre effort, atteintes de furonculose chronique, spécialement du conduit auditif externe (le tuyau de l'oreille).
- *NATRUM SULFURICUM* est utile dans les conjonctivites chroniques quand :
  - les écoulements épais, jaune verdâtre sont provoqués ou aggravés par l'humidité ;
  - le larmoiement et la gêne à la lumière sont importants.
- *DULCAMARA* présente :
  - une sécrétion jaunâtre, épaisse, aggravée par le froid humide ;
  - souvent associée à un ganglion satellite.

Les deux derniers médicaments conviendront aux conjonctivites purulentes chroniques sur terrain sycotique (sujet à la rétention d'eau).

Traitement homéopathique des conjonctivites bactériennes à fausses membranes

Deux médicaments principaux :

- *KALIUM BICHROMICUM*, surtout lorsque l'on observe un lambeau de fausses membranes qui flotte dans l'œil.
- *MERCURIUS CYANATUS*, le principal médicament des conjonctivites à fausses membranes, d'aspect blanc grisâtre, souvent épaisses et à tendance extensive.

Utiliser les médicaments homéopathiques des conjonctivites bactériennes à fausses membranes en 5 CH, 3 granules, toutes les deux heures en espaçant lorsqu'elles commencent à régresser.

Bien entendu, devant ces formes pseudo-membraneuses, il faut éliminer le bacille de Löffler (diphtérie) dont la suspicion impose le traitement spécifique.

Dans tous le cas de conjonctivites bactériennes, si l'amélioration n'est pas obtenue rapidement, l'ophtalmologiste prescrira un collyre antibiotique polyvalent, ou mieux celui indiqué par le frottis conjonctival (analyse microbienne), à chaque fois que celui-ci aura été pratiqué, c'est-à-dire l'antibiotique spécifique du germe responsable.

●●●

LES CONJONCTIVITES INFLAMMATOIRES À VIRUS, ADENOVIRUS, CHLAMYDIAE

Elles sont regroupées sous le nom de *CONJONCTIVITES FOLLICULAIRES* car l'élément constant est le « follicule conjonctival ».

Elles se traduisent par des signes communs à toute inflammation de la conjonctive : irritation, rougeur, larmoiement.

En outre l'examen de la muqueuse qui tapisse les culs-de-sac conjonctivaux et le tarse (cartilage des paupières) supérieur, montre *les follicules :* ce sont des sortes de renflements nodulaires, hémisphériques, opalescents ou translucides, mal délimités, situés sous l'épithélium conjonctival (couche superficielle de la conjonctive), faiblement vascularisés, qui donnent un aspect framboisé à la conjonctive ; on peut les voir en examinant la muqueuse à jour frisant mais ils sont bien mieux identifiables par un examen au biomicroscope.

Nous aborderons successivement :

- Les conjonctivites à *chlamydiae*, dans leurs deux formes principales :
  - Les conjonctivites à inclusions, type piscine.
  - La conjonctive du syndrome de Fiessinger-Leroy-Reiter.
- Les conjonctivites à virus et adénovirus.

1. Les conjonctivites à chlamydiae

Elles sont provoquées par un virus atypique de la famille des chlamydozoacées : le Chlamydozoon oculo-genitalis, intermédiaire entre les rickettsies (agent des typhus) et les gros virus (variole, vaccine).

LA CONJONCTIVITE FOLLICULAIRE À INCLUSION TYPE « PISCINE »

Elle fait partie du vaste cadre des maladies sexuellement transmissibles.

Unilatérale au début, elle atteint généralement le deuxième œil après deux ou trois semaines.

Le début est progressif par une hyperémie (envahissement sanguin), quelques sécrétions collant les paupières et souvent une adénopathie prétragienne (ganglion devant l'oreille).

Puis le larmoiement augmente, la sécrétion devient muco-purulente et vers la fin de la deuxième semaine, la conjonctive est rouge sombre, avec un aspect framboisé réalisé par les follicules.

L'évolution est le plus souvent bénigne : en 4 à 5 semaines, l'inflammation décroît, mais l'aspect caractéristique de la muqueuse persiste longtemps pour ne redevenir normal qu'après 2 ou 3 mois. On peut observer des complications cornéennes, dites « kératites superficielles ».

Le diagnostic est affirmé par la découverte des corps d'inclusions caractéristiques dans les cellules conjonctivales infectées.

Le traitement classique consiste en instillations de collyre Desomedine®.

Traitement homéopathique des conjonctivites folliculaires à inclusions « type piscine »

Au stade de début

L'hyperémie (envahissement sanguin) d'installation progressive, l'existence d'une sécrétion collante peu importante et d'une adénopathie appelleront :

- *FERRUM PHOSPHORICUM*, médicament d'inflammation débutante à symptomatologie moins violente que celle de *BELLADONNA* et d'*ACONITUM NAPELLUS*.
- *KALIUM MURIATICUM*, médicament d'inflammation subaiguë et superficielle, d'allure folliculaire avec adénopathie (ganglion) satellite.

Lorsque le larmoiement augmente et que la sécrétion devient muco-purulente :

- *EUPHRASIA* ou
- *MERCURIUS SOLUBILIS*

pourront être associés ou prendre le relais en fonction de l'aspect de la sécrétion et des modalités.

➪ Ces médicaments homéopathiques des conjonctivites folliculaires à inclusions seront prescrits en 5 CH, à raison de 3 granules, 3 fois par jour.

Plus tard, vers la fin de la deuxième semaine, la conjonctive des culs-de-sac est rouge sombre, d'aspect framboisé, à cause des follicules.

A ce stade deux médicaments de follicules sont indiqués :

- *RHUS TOXICODENDRON,*
- *CROTON TIGLIUM.*

Nous y reviendrons (voir p. 84).

LA CONJONCTIVITE DE LA MALADIE DE REITER

Elle fait partie du syndrome de Fiessinger-Leroy-Reiter ; on dénomme « syndrome » un ensemble de symptômes qui relèvent d'une étiologie commune.

Le syndrome de Reiter ou syndrome intestino-conjonctivo-urétro-synovial associe une conjonctivite de type muco-purulente subaiguë ou folliculaire, une urétrite et une arthrite, souvent précédées de phénomènes dysentériformes (ressemblant à la dysentrie).

L'évolution se fait par poussées successives plus ou moins espacées.

Causes

Ce syndrome, longtemps attribué à différents bacilles dysentériques — dont le *Shigella* fut le premier agent pathogène reconnu à la maladie, et en reste peut-être une porte d'entrée —, peut aussi être rattaché aux *chlamydiae*, comme tend à le prouver la présence d'inclusions dans l'urètre et parfois dans la conjonctive.

Il semblerait qu'ils puissent jouer le rôle de facteurs déclenchants de ce syndrome qui s'avère être une affection prédéterminée génétiquement, comme semble le confirmer l'association, dans 60 à 90 % des cas selon les auteurs, de ce syndrome à l'antigène HLA B 27.

Traitement homéopathique de la conjonctivite de la maladie de Reiter

D'une manière générale dans le traitement des « syndromes », l'homéopathie tient une place intéressante car elle dispose de médicaments d'action polyvalente, c'est-à-dire qui couvrent en partie ou en totalité les symptômes de ces affections polymorphes.

- *KALIUM BICHROMICUM* permet de traiter :
  - la conjonctivite dont la sécrétion est muqueuse ou muco-purulente, adhérente et filante, agglutinant les paupières qui sont enflées ;
  - l'arthrite caractérisée par des douleurs localisées en « points » précis, d'apparition et disparition brusques, aggravées par le froid, surtout le froid humide.

- *RHUS TOXICODENDRON* est également :
  - un médicament de follicules ;
  - un médicament d'arthrite, dont les douleurs s'accompagnent d'une sensation de raideur ; elles sont aggravées après le repos et améliorées par le mouvement (déverrouillage), aggravées par l'humidité.

- *CLEMATIS ERECTA* couvre :
  - la conjonctivite dont les follicules prédominent dans l'angle interne des culs-de-sac ;
  - une hypersensibilité à l'air frais ;
  - une urétrite qui, chez l'homme, associe émission intermittente d'urine et interruption du jet (faible) comme si l'urètre était rétréci.
- *KALIUM IODATUM* couvre à la fois :
  - la conjonctivite, plutôt de type catarrhal avec larmoiement abondant et irritant, écoulement verdâtre, épais, aggravé par la chaleur ;
  - l'arthrite : hydarthrose chronique, dont les douleurs sont aggravées la nuit ;
  - ou sciatique aggravée couché ;
  - et aussi l'urétrite.
- *MERCURIUS CORROSIVUS* associe :
  - une conjonctivite avec larmoiement particulièrement irritant, voire excoriant le bord des paupières ;
  - une urétrite avec émission fréquente d'urine, urine brûlante, goutte à goutte, écoulement urétral épais, jaune verdâtre.

Ces médicaments homéopathiques de la conjonctivite de la maladie de Reiter seront utilisés en 5 à 7 CH, à raison de 3 granules, 2 fois par jour, en fonction de l'évolution, en relais ou en association avec un traitement classique.

Dans cette affection particulièrement complexe, il est souvent nécessaire, à côté de ces médicaments d'action polymorphe, d'associer des médicaments de notre **deuxième et troisième niveau** d'action en particulier de terrain sycotique (rétention d'eau) tels :

- *THUYA,* médicament de catarrhe des muqueuses et d'urétrite.
- *NATRUM SULFURICUM,* qui conviendra la fois à la conjonctivite d'allure subaiguë et à l'atteinte du système musculo-articulaire.

Ces médicaments seront prescrits par le médecin à des dilutions allant de la 9e à la 3e CH, sous forme de doses-globules en prises espacées.

2. Les conjonctivites et kérato-conjonctivites à virus et à adénovirus

FORMES AIGUËS

Il s'agit d'affections épidémiques dont la première connue semble être l'épidémie de kérato-conjonctivite qui atteignit en 1942 tous les travailleurs des chantiers navals américains et fut responsable d'un ralentissement considérable de la construction des Liberty Ships, d'où son surnom de « kérato-conjonctivite des Liberty Ships » (G. Offret*). Elle arriva en France en 1946.

Parmi les nombreuses autres épidémies qui lui firent suite, la plus retentissante (car elle prit la dimension d'une pandémie mondiale) fut la conjonctivite aiguë hémorragique type « Apollo ». Partie du Ghana en 1969, elle arriva en France en 1973. Liée à l'entérovirus 70, et transmise par le bétail, elle semble avoir disparu depuis 1974.

Actuellement, le groupe des virus responsables de la majorité des conjonctivites et kérato-conjonctivites virales est celui des *adénovirus*.

Connus depuis 1953, on en a dénombré plus d'une quarantaine ; ils sont à l'origine de nombreuses affections des voies respiratoires supérieures.

Les plus fréquemment en cause dans les affections conjonctivales et cornéennes sont les *adénovirus* de type 3 et 8, mais d'autres types peuvent être retrouvés.

Ces affections se traduisent par un certain nombre de facteurs communs :

- une conjonctivite aiguë de type folliculaire ;
- une adénopathie (ganglion) ;
- une atteinte cornéenne fréquemment associée ;
- la présence, dans les produits de raclage conjonctival, de cellules mononucléaires ;
- l'ascension du taux des anticorps du sérum à deux examens espacés de 15 jours qui confirmera le diagnostic : le virus mettant en moyenne 4 à 6 semaines à se développer.

Les deux types d'affection conjonctivo-cornéenne à *adénovirus* les plus fréquents sont :

- la fièvre adéno-pharyngo-conjonctivale ;
- les kérato-conjonctivites épidémiques.

LA FIEVRE ADENO-PHARYNGO-CONJONCTIVALE (FIEVRE A.P.C.)

Rattachée à l'*adénovirus* de types 2, 4, 7, l'affection débute brusquement après une incubation de 5 à 6 jours par:

- une fièvre entre 38° et 39° avec malaise général et maux de tête;
- une pharyngite;
- une adénopathie (ganglion) cervicale;
- une conjonctivite, le plus souvent bilatérale d'emblée, aiguë, de type papillo-folliculaire;
- une kératite ponctuée superficielle (K.P.S.) dans environ la moitié des cas, les lésions cornéennes restant le plus souvent épithéliales, c'est-à-dire superficielles.

La guérison survient généralement sans séquelles au bout de 15 jours.

Traitement classique

Il est essentiellement symptomatique: désinfection des voies respiratoires supérieures et de la muqueuse oculaire, antibiothérapie en cas de surinfection.

Traitement homéopathique de la fièvre A.P.C.

Les médicaments couvrent en même temps les symptômes locaux des différents muqueuses et les symptômes généraux:

- *ACONITUM NAPELLUS* sera choisi lorsque:
  - l'affection débute brutalement, à la suite d'un coup de froid;
  - la conjonctivite est aiguë, avec sensation de brûlure;
  - la gorge est rouge, brûlante, avec soif intense;
  - la fièvre s'accompagne fréquemment de frissons;
  - le syndrome abdominal se traduit souvent par de la diarrhée comparée à des épinards hachés.

  L'agitation anxieuse accompagne tous ces symptômes.

- *BELLADONNA* a aussi un début brusque et se caractérise par:
  - l'intensité des symptômes;
  - l'hypersensibilité et l'hyperexcitabilité de tous les sens;
  - l'intensité des phénomènes congestifs: les yeux sont rouges, le visage aussi, la céphalée (mal de tête) est battante;

- l'importance de la sensibilité à la lumière (photophobie);
- la congestion des muqueuses se retrouve aussi bien au niveau de la muqueuse conjonctivale que pharyngée (qui apparaît rouge vernissé); elle s'accompagne d'une intense sensation de chaleur avec soif;
- l'adénopathie (ganglion) satellite souvent douloureuse;
- la fièvre élevée;
- le ventre distendu, chaud, sensible, avec aggravation par le moindre contact, mais sans diarrhée;
- le malade est abattu.

• *FERRUM PHOSPHORICUM* se présente comme un médicament intermédiaire entre *BELLADONNA,* qui est beaucoup plus congestif, et *ACONITUM NAPELLUS,* qui est beaucoup plus agité et anxieux.

Le syndrome abdominal de *FERRUM PHOSPHORICUM* consiste en distension, douleurs paroxystiques, alors que la diarrhée est indolore, le plus souvent aqueuse avec filets de sang; la fièvre excède rarement 38°5.

Deux éléments distinguent encore ces trois principaux médicaments de la fièvre APC:

Le premier est *le pouls*:

• il est rapide, dur et bondissant dans *BELLADONNA*;
• ample, régulier et bondissant dans *ACONITUM NAPELLUS*;
• petit, rapide, mais mou et dépressif dans *FERRUM PHOSPHORICUM.*

Le deuxième élément est *la transpiration*:

• *ACONITUM NAPELLUS* est sec; son indication cesse lorsque la transpiration apparaît;
• *BELLADONNA* a des sueurs, surtout au niveau des parties couvertes, et qui soulagent;
• *FERRUM PHOSPHORICUM* a des sueurs abondantes et épuisantes.

A côté de ces trois médicaments, d'autres peuvent être indiqués en fonction de modalités différentes:

• *BRYONIA ALBA* n'a ni l'agitation d'*ACONITUM NAPELLUS* ni l'abattement de *BELLADONNA*; il sera préféré en cas:
  - d'immobilité complète dans le lit;
  - de soif intense de grandes quantités d'eau froide à de longs intervalles;
  - de céphalée (mal de tête) intense, aggravée par le moindre mouvement des yeux, et par le moindre effort;
  - de sueurs abondantes et aigrelettes qui soulagent.

- *ARSENICUM ALBUM* présente la même agitation anxieuse qu'*ACONITUM NAPELLUS* mais, à la peur de mourir, s'ajoute la conviction qu'il est incurable ; de ce fait, il refuse toute thérapeutique.

  Les signes les plus évocateurs sont :

  – l'aggravation des symptômes, et en particulier de l'agitation anxieuse, entre 1 heure et 3 heures du matin ;

  – la soif de grandes quantités d'eau glacée à de longs intervalles, modalité inverse de *BRYONIA ALBA* ;

  – constante amélioration des troubles par la chaleur, contrastant avec un besoin d'air frais ;

  – du point de vue ophtalmologique : l'œdème (gonflement) palpébral et conjonctival (chémosis), une photophobie importante, témoin de la participation cornéenne.

- *RHUS TOXICODENDRON*, sera plus indiqué lorsque :

  – l'agitation purement physique se traduit par un besoin constant de changer de position ;

  – l'adénopathie (ganglion) est marquée plus particulièrement au niveau des ganglions sous-maxillaires ;

  – la soif intense s'accompagne d'un désir de lait froid ;

  – un herpès peri-buccal est souvent associé ;

  – la langue est recouverte d'un enduit sauf au niveau d'un triangle qui reste rouge à la pointe ;

  – la conjonctivite s'accompagne souvent d'une atteinte cornéenne.

  • *DULCAMARA* associe :

  – une poussée ganglionnaire inflammatoire brusque pouvant apparaître en une nuit et déclenchée par le temps froid et humide ;

  – une poussée thermique avec peau sèche et frissons ;

  – une rhinopharyngite avec toux sèche spasmodique ;

  – une conjonctivite catarrhale.

  Ce médicament convient plus particulièrement aux personnes ayant tendance à la rétention hydrique.

⇨ ***Ces médicaments homéopathiques de la fièvre adéno-pharyngo-conjonctivale seront utilisés en 5 ou 7 CH, 3 granules plusieurs fois par jour, en fonction de l'allure clinique et évolutive, associés à des désinfectants locaux.***

Cette façon d'aborder la fièvre adéno-pharyngo-conjonctivale par un traitement s'adressant au type réactionnel du sujet atteint permet, dans de nombreux cas, d'en écourter l'évolution et d'en minimiser l'expression symptomatique.

Le traitement est du ressort du médecin homéopathe généraliste.

LES KERATO-CONJONCTIVITES EPIDEMIQUES A *ADENOVIRUS* K.C.E.

Ce sont des affections très contagieuses, comme nous l'avons vu. Les adénovirus de types 8, 9 et 17 sont le plus fréquemment en cause.

La forme la plus typique débute brutalement par un tableau de *conjonctivite folliculaire aiguë unilatérale* avec (voir photos 13 et 14, p. XXVI) :

- larmoiement ;
- gonflement des paupières ;
- conjonctive rouge et œdematiée (gonflée), avec des follicules nombreux quasi constants et parfois une fausse membrane ;
- une sécrétion le plus souvent discrète et séreuse, jamais purulente ;
- une adénopathie pré-tragienne (un ganglion en avant de l'oreille).

L'évolution se fait d'abord vers la bilatéralisation des signes conjonctivaux au bout de quelques jours à une semaine, puis vers leur sédation en 10 à 15 jours en moyenne.

L'atteinte de la cornée peut être :

- soit précoce ; quelques jours après le début des signes conjonctivaux s'installe une kératite ponctuée superficielle (K.P.S.) qui disparaît généralement rapidement.
- soit tardive : au bout d'une quinzaine de jours après la sédation des signes conjonctivaux apparaissent sous l'épithélium, c'est-à-dire sous la couche superficielle de la cornée, ce que l'on décrit comme des « nodules sous-épithéliaux » groupés en médaillon, de diamètre et de nombre variables ; ils peuvent persister plusieurs mois, voire des années, et sont très gênants lorsqu'ils sont au centre de la cornée.

Les deux formes peuvent d'ailleurs se succéder chez le même malade.

Traitement classique des K.C.E.

La table ronde traitant de ce sujet en décembre 1974 à l'Hôtel-Dieu de Paris préconisait schématiquement:

- de mouiller au maximum la conjonctive et la cornée au moyen d'instillations répétées de sérum physiologique ou d'un système d'irrigation,
- de n'utiliser des corticoïdes qu'à la phase tardive de nodules sous-épithéliaux; leur efficacité semble d'ailleurs controversée.

L'attitude thérapeutique a peu évolué depuis, l'utilisation d'antiviraux n'ayant pas fait la preuve de son efficacité.

Traitement homéopathique des K.C.E.

Les médicaments les plus fréquemment indiqués sont:

Au stade d'œdème (gonflement) et d'hyperémie (afflux de sang):

- *APIS MELLIFICA*, car l'œdème est quasi constant.
- *BELLADONNA* car l'hyperémie est importante, la conjonctive rouge vernissé, et une sécheresse oculaire est fréquemment associée.

  Ce médicament convient également dans les formes hémorragiques.

➪ ***Ces deux médicaments homéopathiques seront utilisés alternativement dès le début de l'affection en 5 CH, à raison de 3 granules toutes les 2 heures, puis espacés au fur et à mesure de l'amélioration.***

Au stade des follicules:

➪ ***BELLADONNA peut être remplacé par RHUS TOXICODENDRON 4 ou 5 CH, 3 granules, 3 fois par jour.***

Au stade d'infiltrats sous-épithéliaux:

En présence de nodules sous-épithéliaux (voir photos 15 et 16, p. XXVI):

- *KALIUM MURIATICUM*;
- *EUPHRASIA*;
- *THIOSINAMINUM*;

➪ ***2 granules de chaque tube en 5 CH, 1 à 2 fois par jour pendant des semaines, voire des mois.***

L'approche faite par le docteur Frédérique Bisch* concernant les résultats comparatifs de quarante cas de conjonctivites et de kérato-conjonctivites à *adénovirus* est très intéressante : vingt cas furent traités par allopathie et vingt cas par homéopathie.

Le bénéfice s'avéra largement au profit de l'homéopathie : moindre nombre de consultations, durée d'évolution deux fois moins importante, évitement des médicaments à retentissement secondaire, diminution des complications cornéennes.

Il existe encore de nombreux cas de conjonctivites folliculaires aiguës dont l'agent causal reste indéterminé.

La présence de cellules mononucléées (un type de globules blancs) dans les frottis évoque une cause virale mais le virus n'est pas identifié.

C'est le vaste chapitre des « maladies en quête de virus ».

FORMES CHRONIQUES DES CONJONCTIVITES FOLLICULAIRES VIRALES

LA CONJONCTIVITE DU TYPE « AXENFELD »

Du nom du médecin qui l'a identifiée, elle est assez rare.

Elle atteint les enfants plus que les adultes. C'est une conjonctivite folliculaire d'évolution chronique.

Les signes fonctionnels sont modérés et discrets : picotement, sensation de corps étranger, sécrétion plus ou moins collante.

Les signes physiques : les follicules très nombreux, surtout dans le cul-de-sac inférieur mais aussi supérieur, petits, bien limités, vitreux, laissent voir les vaisseaux profonds, dilatés et sinueux.

Il n'y a jamais de complication cornéenne.

Le diagnostic avec les conjonctives allergiques est souvent difficile.

Ce sera le contexte, et l'examen des frottis ou la présence de cellules mononucléaires qui feront soupçonner l'origine virale ; mais les examens destinés à isoler l'agent, dans ces conjonctivites, restent négatifs.

Traitement classique

Etant donné l'inefficacité des antibiotiques et des sulfamides, le traitement classique se contente de l'instillation de collyres antiseptiques et astringents doux, et conseille un traitement général modifiant le terrain ; c'est le champ ouvert aux médicaments homéopathiques sur lesquels nous reviendrons dans le chapitre « Médicaments de terrain des conjonctivites folliculaires chroniques ».

LA CONJONCTIVITE DU *MOLLUSCUM CONTAGIOSUM*

Elle est le plus souvent de type folliculaire subaigu.

L'agent du *molluscum contagiosum* (sorte de verrue plate) est un gros virus filtrant de 350 µ de diamètre.

Le diagnostic est orienté par la présence de nodules cutanés du *molluscum* à proximité. Leur ablation entraîne la guérison de la conjonctivite sans séquelles.

A noter que *DULCAMARA* et *CINNABARIS* sont préconisés en 5 CH, 3 granules par jour, de façon prolongée dans les molluscums multiples surtout de l'enfant.

LES CONJONCTIVITES FOLLICULAIRES CHRONIQUES NON VIRALES

CONJONCTIVITES MEDICAMENTEUSES

De type le plus souvent folliculaire chronique, elles ont été observées au cours de traitements prolongés par de très nombreux collyres ou pommades. La responsabilité est actuellement de plus en plus attribuée aux conservateurs — qu'il s'agisse de conservateurs à base de dérivés mercuriels, des ammoniums quaternaires, du chlorure de benzalkonium — plutôt qu'au produit actif lui-même.

FOLLICULOSE CONJONCTIVALE

Cette affection témoigne d'une tendance à l'adénoïdisme, c'est-à-dire à l'hypertrophie du tissu adénoïdien : on la trouve chez de jeunes enfants qui présentent une hypertrophie persistante des ganglions lymphatiques et des tissus lymphoïdes : amygdales, végétations.

La conjonctivite se traduit par des signes discrets :

- sensation de corps étrangers ;
- démangeaison ;
- clignements des paupières, qui sont souvent taxés de « tics ».

A l'examen du cul-de-sac inférieur de la conjonctive on trouve des follicules, petits, translucides, disposés en chapelets, prédominant dans les angles.

L'évolution de ces follicules est lente, et leur persistance est favorable à des récidives de conjonctivites.

Traitement homéopathique des conjonctivite folliculaires chroniques

Dans ces différentes formes chroniques de conjonctivites folliculaires, qu'elles soient virales, médicamenteuses ou en rapport avec l'adénoïdisme, nous retrouvons nos deux premiers niveaux d'abord thérapeutique.

- Le traitement local, en l'occurrence le traitement des follicules conjonctivaux.
- Le traitement du terrain favorable à ces conjonctivites folliculaires.

MEDICAMENTS DES FOLLICULES CONJONCTIVAUX

Il s'agit de médicaments qui s'adressent à cette réaction de développement du tissu lymphoïde commune à toutes ces conjonctivites folliculaires, qu'elles soient aiguës ou chroniques.

- *RHUS TOXICODENDRON* est un de ces médicaments de follicules translucides. Il convient aussi à l'inflammation des paupières qui sont enflées, des conjonctives injectées, au larmoiement brûlant et s'adresse plus particulièrement aux conjonctives folliculaires aiguës à *adénovirus*.

- *CROTON TIGLIUM* est un médicament de granulation conjonctivale avec inflammation marquée et sensation que l'œil est tiré en arrière comme par un fil.

- *CLEMATIS ERECTA* sera indiqué si la conjonctivite folliculaire prédomine au niveau de l'angle interne de l'œil.

  L'œil est tellement sensible à l'air que le malade n'ose pas l'ouvrir.

  L'hypersensibilité à la lumière et le larmoiement sont intenses.

- *ATROPINUM SULFURICUM* est préconisé par le docteur D. Parenteau* : il avait en effet constaté que l'instillation de sulfate d'atropine dans les yeux déterminait l'apparition de follicules conjonctivaux.

  Cette réaction à l'atropine entre bien dans le cadre des allergies médicamenteuses.

Les médicaments homéopathiques des follicules conjonctivaux seront utilisés en 5 CH, 3 granules, 1 à 2 fois par jour.

Médicaments de terrain des conjonctivites folliculaires chroniques

C'est notre **deuxième niveau** d'abord, où il s'agit de trouver le médicament qui est certes un médicament de conjonctivite folliculaire, mais qui présente certaines modalités générales et des symptômes en relation avec la totalité psychosomatique du sujet tels *SEPIA*, *PULSATILLA*, *ARSENICUM ALBUM*, *NATRUM MURIATICUM*, et se confond, dans les meilleurs cas, avec la recherche du *simillimum* (le médicament le plus sensible au cas) ou du *simile* (médicament approchant).

Si l'on reprend le cas de *PULSATILLA* : localement, les follicules sont fins et groupés en chapelets.

Mais la prescription de *PULSATILLA* comme médicament de terrain se fera à condition que :

- les symptômes soient aggravés par la chaleur, améliorés par le grand air et par les bains oculaires, correspondant aux « modalités » du médicament ;
- et de retrouver d'autres signes du mode réactionnel propre à ce médicament dont les éliminations muqueuses ne constituent qu'une des manifestations.

Il en sera de même pour les autres médicaments, dont le choix nécessite la connaissance de la Matière médicale et donc le recours à un spécialiste compétent :

- *SEPIA* présente aussi une conjonctivite folliculaire voisine de celle de *PULSATILLA*, aiguë, subaiguë ou chronique, qui s'accompagne d'une sensation de sécheresse, mais la modalité thermique d'amélioration par les applications chaudes est l'inverse de celle de *PULSATILLA*.

  Autre modalité de *SEPIA*, cette fois-ci horaire : aggravation en début et en fin de journée, amélioration dans le milieu du jour.
- *ARSENICUM ALBUM* peut être indiqué dans les conjonctivites folliculaires avec larmoiement brûlant excoriant, amélioration des symptômes par la chaleur et œdème (gonflement) palpébral important mais dans un contexte d'alternances avec d'autres affections générales.

Ces médicaments homéopathiques de terrain des conjonctivites folliculaires chroniques seront utilisés à des dilutions moyennes et hautes, en 7 ou 9 CH, 3 granules une seule fois par jour sur une durée limitée, et en doses-globules de la 15e à la 30e CH hebdomadaires ou mensuelles, selon le degré de similitude.

Médicaments de la folliculose conjonctivale de l'enfant

Dans cette manifestation de l'adénoïdisme des sujets jeunes, l'homéopathie dispose d'un certain de médicaments dont la détermination correspond à notre **deuxième niveau** d'abord, tels :

- *SILICEA*, médicament d'insuffisance glandulaire dont l'hypertrophie du tissu lymphoïde se manifeste à tous les niveaux (oculaire, auriculaire, amygdalien, ganglionnaire) ;

SILICEA, donné en moyennes et en hautes dilutions, transforme le terrain de ces enfants.

- *CALCAREA PHOSPHORICA* convient classiquement aux longilignes de constitution dite « phosphorique », qui croissent en longueur et présentent fréquemment des troubles de la statique vertébrale.

Ils sont exposés au rachitisme, à l'hypertrophie des ganglions lymphatiques et des amygdales.

- *CALCAREA IODATA* est un sujet qui maigrit malgré un bon appétit et qui présente une hypertrophie de tout son système lymphoide : ganglions, végétations adénoïdes, amygdales.

  Il n'aime pas la chaleur et paradoxalement il prend froid facilement.

- *IODUM* a des points communs avec les médicaments précités, mais à la maigreur et à l'hypertrophie du système adénoïde s'associe un tableau de désordre thyroïdien qui explique l'extrême agitation de ces sujets.

- *CALCAREA CARBONICA* est classiquement le médicament du « type carbonique » : trapu, ayant tendance à l'obésité. L'enfant est également, ou a été, un gros bébé potelé, chez lequel on trouve :
  - une transpiration de la tête en dormant ;
  - une tendance à l'érythème (rougeur) fessier et à l'eczéma ;
  - une tendance aux vomissements faciles dès qu'on le force ;
  - une grande sensibilité au froid ;
  - une hypertrophie ganglionnaire.

Ces différents médicaments homéopathiques de la folliculose conjonctivale de l'enfant, qui font intervenir la notion de terrain, seront heureusement complétés par des médicaments de mode réactionnel, notre **troisième niveau d'action**.

•••

LES CONJONCTIVITES ALLERGIQUES

Ce sont les plus fréquentes des manifestations allergiques oculaires.

La surface oculaire est en contact avec l'atmosphère et avec tous les éléments en suspension, en particulier les pneumallergènes (substances allergisantes véhiculées par l'air). La conjonctivite est due à une sensibilisation à ces pneumallergènes; elle est souvent associée à une atteinte des muqueuses rhinopharyngée ou bronchique.

Les tests cutanés à l'allergène en cause donnent une réaction positive très rapide: 10 à 30 minutes après le test, l'allergie est dite **immédiate**.

Les pneumallergènes les plus répandus sont la poussière, les acariens, les plumes, les poils, les pollens, le kapok ou tout autre produit en suspension dans l'atmosphère, dont le contact avec la conjonctive déclenche la libération d'histamine, médiateur de l'allergie.

La conjonctivite peut être également liée, dans une proportion moins grande, aux allergènes microbiens, mycosiques (champignons microscopiques) ou tuberculiniques (toxine de la tuberculose): la réponse aux tests cutanés est retardée de 24 à 48 heures; l'allergie est dite **retardée**. Rarement pure, elle souvent liée à différents allergènes, ce qui rend l'immunothérapie spécifique (désensibilisation) problématique dans les cas de polysensibilisation.

On distingue des formes aiguës et des formes chroniques de conjonctive allergique.

FORMES AIGUËS

La conjonctivite apparaît brutalement et se traduit par:

- des signes fonctionnels marqués: douleur, larmoiement profus, photophobie (gêne à la lumière);
- l'œdème (gonflement) souvent intense, au niveau de la paupière et de la conjonctive;
- la muqueuse est très injectée de sang, avec parfois des follicules.

Le type en est la *conjonctivite pollinique,* souvent associée à une rhinite. Elle se reproduit chaque année entre le 15 avril et le 15 juillet au moment des pollens et son diagnostic ne pose guère de problèmes.

Certains médicaments homéopathiques permettent, chez des personnes sensibles, de limiter l'intensité et la durée de la poussée aiguë, et d'éviter l'abus des corticoïdes et des antihistaminiques. Ils pourront être associés à des collyres de la classe des cromoglycates et des anti-dégranulants utilisés classiquement.

Traitement homéopathique des conjonctivites allergiques aiguës

- *APIS MELLIFICA* est souvent indiqué contre l'œdème (gonflement), surtout lorsqu'il s'accompagne de douleurs aiguës, piquantes, brûlantes et que l'on retrouve la modalité d'amélioration par des applications froides.
- *ARSENICUM ALBUM* convient quand l'œdème domine au niveau des paupières inférieures, s'accompagne de douleurs brûlantes améliorées par des applications chaudes (modalité inverse d'*APIS MELLIFICA*).

Ce médicament convient particulièrement aux sujets anxieux et agités, surtout entre 1 heure et 3 heures du matin.

- *EUPHRASIA* est un médicament de larmoiement constant et irritant qui s'accompagne d'un écoulement nasal aqueux non irritant, d'hypersensibilité à la lumière, de démangeaisons, de douleurs à type de cuisson ou de brûlure.
- A l'inverse, dans *ALLIUM CEPA*, le larmoiement est abondant mais non irritant, alors que le catarrhe nasal est aqueux, abondant et irritant, voire excoriant, et s'accompagne d'éternuements fréquents.

Ce médicament s'avère particulièrement indiqué dans les allergies au pollen des pêchers.

- *KALIUM IODATUM* associe:
  - un œdème (gonflement) palpébral et conjonctival,
  - un larmoiement intense,
  - un coryza avec écoulement aqueux et irritant,

et présente une modalité paradoxale: la conjonctivite est améliorée à l'air frais tandis que le coryza y est aggravé, ce qui rend le malade particulièrement irritable car il ne se sent bien nulle part.

Ces médicaments homéopathiques des conjonctivites allergiques aiguës seront pris de façon répétée dans la journée en 5 CH, 3 granules toutes les demi-heures puis espacés en fonction de l'évolution.

On associera:

- ***POUMON-HISTAMINE* 15 CH, 5 granules par jour.**
- ***POLLEN DE GRAMINÉE* 15 CH, 5 granules par jour.**

Ils peuvent, dans un certain nombre de cas, permettre de mieux passer le cap de la poussée aiguë, mais n'empêchent pas les récidives.

L'immunothérapie spécifique, mieux connue sous sa dénomination de désensibilisation, pourra être entreprise si l'allergie constitue une véritable infirmité.

⇨ Dans certains cas, on peut, avant d'engager le malade dans ce traitement astreignant, utiliser entre les crises ***HISTAMINUM*** **et** ***POLLEN DE GRAMINÉES*** **à des dilutions croissantes de la 5e à la 30e CH,** ainsi que les médicaments du terrain allergique, sur lequel nous reviendrons (voir p. 92-93).

FORMES SUBAIGUËS OU CHRONIQUES

Elles sont plus fréquentes.

Elles se traduisent par des signes modérés : sensation de picotement, de cuisson, yeux rouges, sécrétions intermittentes, hypersensibilité à la lumière, mais la démangeaison est pratiquement toujours présente.

La conjonctive est rouge, avec cet aspect velouté que lui donne les papilles liées à la vasodilatation des capillaires de la conjonctive ; il peut exister aussi des « follicules » translucides, de taille variable, siégeant au niveau du tarse (cartilage des paupières) supérieur ou inférieur, plus particulièrement dans l'angle interne : ces formations s'observent mieux au biomicroscope et orientent vers le diagnostic (voir photo 17 et 18, p. XXVI).

L'affection évolue sur un mode chronique avec des poussées subaiguës pendant des années, souvent traitées par des collyres corticoïdes dont les malades font un usage abusif et qui perdent progressivement leur efficacité, sans parler de leurs effets secondaires.

LE DIAGNOSTIC DE CONJONCTIVITE ALLERGIQUE REPOSE SUR UN CERTAIN NOMBRE DE CRITERES

Il importe de rechercher par un *interrogatoire* approfondi l'existence d'antécédents personnels ou familiaux d'allergie :

- eczéma, urticaire, asthme, migraines, témoins d'un terrain dit « atopique » ;
- l'association d'une conjonctivite et d'une rhinite chronique serait spécifique des sensibilisations aux pneumallergènes (allergènes véhiculés par l'air).

Les *signes biologiques* apportent aussi des preuves

- une éosinophilie (globules blancs augmentés en cas d'allergie) sanguine supérieure à la normale ;

- la présence d'éosinophiles et de mastocytes (cellules qui contiennent de l'histamine et dont la libération déclenche des réactions allergiques) dans les prélèvements conjonctivaux ;
- l'élévation du taux des IgE sériques (Immuno-globulines E, anticorps circulant dans le sang et qui jouent un rôle important dans le mécanisme de l'allergie) au-dessus de 300 U/ml, ce qui témoigne d'un terrain atopique ;
- la recherche des IgE spécifiques au niveau des larmes, et leur comparaison avec les IgE sériques filtrées permettent d'affirmer l'origine allergique de la conjonctivite, puis dans un second temps d'identifier l'allergène en cause.

Les tests cutanés aux allergènes principaux

Les allergènes les plus fréquemment en cause sont, par ordre décroissant :

- les acariens du type *dermatophagoïdes* ;
- les pollens de graminées et d'arbres des villes ;
- la poussière de maison ;
- les poils et squames de chiens et de chats ;
- le *Candida albicans* (une levure) ;
- les allergènes microbiens, qui sont les moins fréquents.

Le choix des tests n'est que rarement orienté par les symptômes de la conjonctivite mais, dans certains cas, par des facteurs associés :

- l'association à une rhinite est en faveur d'une allergie aux pneumallergènes (allergènes véhiculés par l'air) ;
- l'existence de foyers infectieux de voisinage, nasal, sinusien, ou dentaire, plaide en faveur d'une allergie microbienne ;
- l'existence d'un foyer gynécologique en faveur d'une allergie au *Candida albicans* ;
- l'existence d'un animal domestique vivant au foyer évoque une allergie aux poils d'animaux ;
- des matériaux tels kapok, plumes ou nylon peuvent être en cause ; l'éradication de ces derniers s'avère alors indispensable.

L'affirmation de l'allergie conjonctivale à tel allergène se fera sur la positivité de la réaction cutanée, associée à une réaction oculaire d'aggravation ou d'atténuation. En matière de conjonctivite, cette réaction, sauf en cas d'amélioration, n'est pas toujours facile à objectiver : l'existence d'une réaction extra-oculaire — crise de toux, coryza — prend alors toute son importance.

L'immunothérapie spécifique classique sera la conséquence thérapeutique de cette enquête allergologique. Elle débutera par des doses qui étaient évaluées en milliardièmes et qui sont actuellement utilisées en allergènes aqueux évalués en I.R. (Indice de Réactivité des produits standardisés).

L'immunothérapie spécifique amène souvent une amélioration rapide mais demande à être poursuivie très longtemps et ne doit être entreprise que lorsque l'affection constitue une véritable infirmité pour le malade. Il existe fréquemment des polysensibilisations qui rendent l'immunothérapie spécifique difficile et dont l'effet sur la cause de la maladie allergique reste encore difficile à appréhender.

Traitement homéopathique des conjonctivites allergiques subaiguës ou chroniques

Le traitement homéopathique paraît justifié car non préjudiciable pour le malade :

- avant d'entreprendre une immunothérapie spécifique, surtout lorsqu'il s'agit d'une polysensibilisation ;
- ou dans le cas d'échec de cette dernière, souvent lié au fait que le malade l'a arrêtée trop tôt par manque de persévérance ou par lassitude.

Il comporte :

- des médicaments indiqués par les signes locaux ;
- des médicaments de terrain ;
- des isopathiques ou biothérapiques.

MEDICAMENTS DES SIGNES LOCAUX

Ils sont multiples et seront choisis en fonction des symptômes et des modalités. Parmi les plus fréquemment indiqués :

- *ZINCUM METALLICUM*, lorsque le prurit et la rougeur dominent dans l'angle interne, surtout lorsqu'ils sont :
  - exagérés pendant les règles ;
  - et aggravés par l'absorption de vin.
- *IPECA*, chez des sujets au visage pâle et bouffi. La conjonctivite de type catarrhal, c'est-à-dire avec un écoulement séreux ou muqueux, est souvent associée, ou bien elle alterne avec des accès de rhinite spasmodique.
- *COMOCLADIA DENTATA* : médicament d'irritation oculaire chronique avec sensation de brûlure, de démangeaison, d'yeux trop gros et saillants.

L'irritation associée de la muqueuse nasale peut donner lieu à de violents éternuements.

- *CROCUS SATIVUS*: l'irritation oculaire s'accompagne d'un larmoiement abondant aggravé par la chaleur, et d'une sensation de fumée ou de vent froid dans les yeux qui oblige à cligner sans cesse.

Ce médicament est particulièrement indiqué chez les sujets nerveux d'humeur très variable.

- *RUTA GRAVEOLENS*, en cas d'irritation et de démangeaisons prédominant dans l'angle interne des yeux, toujours aggravées par les efforts visuels.
- *DUBOISIA*, dans les cas d'hyperémie (envahissement sanguin) conjonctivale chronique avec sensation d'yeux chauds et secs.

Ces médicaments homéopathiques des signes locaux des conjonctivites allergiques subaiguës ou chroniques seront prescrits en 5 CH, à raison de 3 granules 2 ou 3 fois par jour.

Ils peuvent être associés ou alternés avec des médicaments de conjonctivite catarrhale tels qu'*EUPHRASIA, MERCURIUS SOLUBILIS, RHUS TOXICODENDRON, KALIUM IODATUM, KALIUM MURIATICUM*, lorsque surviennent des poussées de conjonctivite subaiguë avec sécrétions; ils seront alors choisis en fonction de l'aspect de ces sécrétions et des modalités, comme cela a déjà été exposé à propos des conjonctivites inflammatoires.

Au médicament d'action locale sera associé:

HISTAMINUM **ou *POUMON HISTAMINE* en 15 CH, 5 granules quotidiennement dans les phases subaiguës, à un rythme hebdomadaire ou bi-mensuel entre les poussées, à dilutions progressivement croissantes de la 9e à la 30e CH.**

MEDICAMENTS DE TERRAIN

Les modes réactionnels spécifiques correspondent à notre 3e niveau d'abord. Ils seront repérés par le médecin en fonction de leurs signes propres et de leurs modalités.

Le mode psorique:

Les conjonctivites allergiques sont souvent dues à des manifestations du mode réactionnel psorique, témoin du terrain atopique, qu'elles soient isolées ou qu'elles alternent avec d'autres manifestations allergiques — eczéma, coryza spasmodique, œdème de Quincke — elles indiquent des médicaments de ce mode psorique:

tels *ARSENICUM ALBUM, SULFUR, PSORINUM*, choisis en fonction de leurs signes propres et de leurs modalités.

CALCAREA CARBONICA est le type constitutionnel sur lequel ce mode réactionnel évoluera plus volontiers : il sera en effet souvent indiqué, surtout chez l'enfant de type carbonique (rond et potelé).

Le mode tuberculinique

Le mode réactionnel tuberculinique se retrouve également dans un certain nombre de cas de conjonctivites allergiques et plusieurs médicaments de ce mode réactionnel présentent des signes de conjonctivite folliculaire chronique :

- *NATRUM MURIATICUM* a une hyperémie (envahissement par le sang) conjonctivale avec follicules au niveau des culs-de-sac et de l'angle interne. La sécrétion, quand elle existe, est âcre et caustique.
- *PULSATILLA* est un médicament de conjonctivite folliculaire chronique.
- *SEPIA* également ; l'irritation conjonctivale se traduit par des sensations de brûlure, de larmoiement aggravées par la lumière artificielle, le vent froid, le frottement, avec recrudescence menstruelle.
- *SILICEA*, dont les conjonctivites sont caractérisées, comme tous les autres phénomènes inflammatoires, par leur chronicité désespérante.

Les modes réactionnels sycotiques et luétiques

Ils sont plus rarement en cause mais peuvent éventuellement appeler des médicaments tels que *THUYA, MEDORRHINUM, LUESINUM*...

Ces médicaments homéopathiques de terrain des conjonctivites allergiques subaiguës ou chroniques sont rarement prescrits sur les signes locaux, qui sont peu caractéristiques, mais sur l'ensemble de leurs signes expérimentaux comme dans les autres conjonctivites chroniques.

➩ ***Ils seront prescrits par le médecin homéopathe à des dilutions plus élevées et en doses espacées de la 9e à la 30e CH, hebdomadaires ou bimensuelles selon les cas et l'ancienneté de la maladie.***

Leur choix requièrt les compétences d'un médecin homéopathe ou d'un ophtalmologiste homéopathe.

BIOTHERAPIQUES ET ISOTHERAPIQUES – LA « DESENSIBILISATION HOMEOPATHIQUE »

Isopathiques :

La désensibilisation homéopathique par isothérapie (ou isopathie, qui consiste en préparations homéopathiques de la substance responsable des symptômes du patient) n'est pas comparable à l'immunothérapie classique. Ces deux méthodes ont en commun :

- les souches de même origine ;
- les faibles doses.

Mais le mode de prescription en désensibilisation homéopathique est différent

- voie orale perlinguale (permettant l'absorption à travers la langue), sous forme de :
  - gouttes ;
  - ampoules ;
  - doses.
- voie injectable rarement utilisée.

La posologie est inversée

L'homéopathe prescrit, dans la majorité des études cliniques réalisées, des dilution croissant de la 5e à la 30e CH.

Des flacons à base de l'ALLERGENE responsable seront prescrits à ces différentes dilutions :

- soit sous forme de gouttes – 10 gouttes par jour successivement :
  - du premier flacon en 5 CH pendant le premier mois,
  - du deuxième flacon en 7 CH pendant le deuxième mois,
  - du troisième flacon en 9 CH pendant le troisième mois,

  et ainsi de suite jusqu'au dernier flacon en 30 CH pendant le dernier mois.
- soit en doses-globules en échelle, mensuelles ou bimensuelles de la 7e à la 30e CH : 7, 9, 12, 15, 18, 24, 30 CH.

L'isothérapie s'adresse aux allergies oculaires dues aux pneumallergènes (allergènes véhiculés par l'air) :

- isopathique à base d'acariens *dermatophagoïdes* ;
- isopathique à base de pollens de graminées ;
- isopathique à base de levure *alternaria*, etc…

En ce qui concerne :

- l'isopathique poussière de maison,
- l'isopathique moisissure,

il est devenu indispensable de les prélever sur le site même de leur production (aspirateur, murs), car les extraits de poussière de maison préparés à l'avance ne sont plus commercialisés depuis le 1/1/1999.)

Les poils d'animaux domestiques sont également prélevés sur l'animal lui-même.

En ce qui concerne les allergies retardées :

- allergies microbiennes,
- allergies mycosiques, surtout au candida albicans,

les allergologues classiques ne désensibilisent pratiquement plus, la commercialisation des tests à la candidine et aux allergènes microbiens étant également suspendue. Ces allergies sont d'ailleurs les moins fréquemment en cause dans les conjonctivites allergiques.

Pour toutes ces raisons, après traitement pour supprimer tout foyer microbien ou mycosique (champignons microscopiques), nous disposons d'isopathiques :

- microbiens, tels *STAPHYLOCOCCINUM, STREPTOCOCCINUM* ;
- mycosiques, *CANDIDA ALBICANS*.

➲ *Ils seront prescrits par le médecin de préférence en doses-globules de la 9e à la 30e CH en échelle, au rythme des réactions individuelles.*

L'homéopathie offre un champ d'action thérapeutique particulièrement vaste nous permettant d'améliorer le confort oculaire de nos patients mais aussi, grâce à nos différentes manières d'aborder le terrain allergique, d'obtenir une diminution, un espacement, une atténuation pouvant aller jusqu'à la guérison des manifestations allergiques. Ce qui place l'allergie parmi les meilleures indications de l'homéopathie.

•••

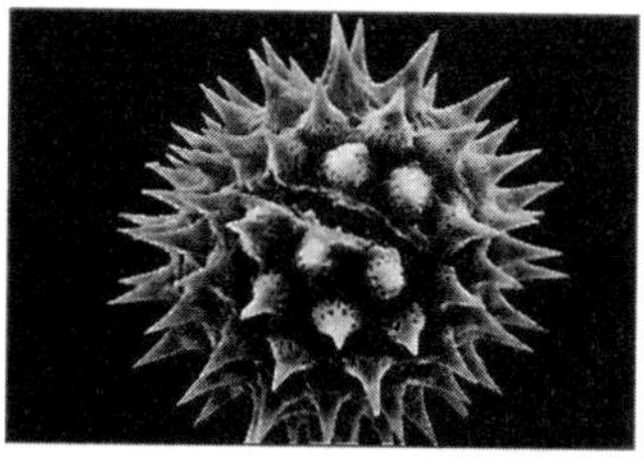

Grain de pollen – Cliché en microscopie électronique grossi 1 200 fois.

LA SECHERESSE OCULAIRE

Le syndrome de sécheresse oculaire est dû à un « désordre du film lacrymal lié au déficit ou à l'évaporation excessive des larmes, entraînant des altérations au niveau de la surface oculaire et s'accompagnant de symptômes d'inconfort visuel ».

Rappel physiologique de la sécrétion lacrymale

Le film lacrymal assure la lubrification de la conjonctive et de la cornée. D'une épaisseur de 8 à 9 microns, il s'organise en trois niveaux :

- une couche profonde « mucinique », qui adhère étroitement aux cellules épithéliales de la conjonctive dont les cellules à mucus produisent la mucine ;
- une couche moyenne aqueuse assurée par la glande lacrymale à 99 %, qui possède un rôle antimicrobien essentiel ;
- une couche superficielle lipidique sécrétée par les glandes de Meibomius d'épaisseur variable selon les sujets.

Quels sont les symptômes de sécheresse oculaire ?

Les anomalies quantitatives et qualitatives du film lacrymal vont se traduire par des signes d'irritation conjonctivale :

- brûlures oculaires ;
- sensation de corps étranger, de sable ;
- sensation de sécheresse ;
- difficulté à ouvrir les paupières le matin ;
- fatigue oculaire chronique avec difficulté à fixer longtemps ;
- et autres doléances conduisant les patients à consulter de nombreux ophtalmologistes qui essaient de les soulager à l'aide de collyres mouillants.

De nombreux tests sont utilisés pour étudier la sécrétion lacrymale

Parmi les tests quantitatifs, *le test de Schirmer* mesure la sécrétion basale et la sécrétion réflexe à l'aide d'une étroite bandelette de papier buvard graduée, de 55 mm de longueur, dont les premiers millimètres repliés sont placés dans le cul-de-conjonctival inférieur. On mesure au bout de 5 minutes la longueur de papier humectée : il existe une diminution de la sécrétion

RAPPEL DES CONSEILS THÉRAPEUTIQUES

AFFECTIONS DES PAUPIÈRES 1

ORGELETS – CHALAZIONS

Traitement des orgelets

Traitement local

1. Imbiber un coton de teinture mère d'*ECHINACEA* (1 flacon de 15 ml).
2. L'appliquer sur l'orgelet en évitant de déborder sur la muqueuse de la paupière.

› *3 à 4 fois par jour*

Traitement interne

Au stade de début :

- *ACONITUM NAPELLUS* : rougeur +++ déclenchée par le froid, début brutal.
- *APIS MELLIFICA* : gonflement +++, amélioration par les applications froides.

› *3 granules en 5 CH toutes les heures, espacés au fur et à mesure de l'amélioration*

- *STAPHYLOCOCCINUM* 9 CH

› *1 dose-globules à jeun, une seule fois par jour, pendant 2 à 3 jours*

Au stade de suppuration :

- *HEPAR SULFUR* :
  – avant la perforation ou l'excision, pour activer la RÉSORPTION.
  – après la perforation, pour activer l'ÉVACUATION.

› *3 granules en 7 CH matin et soir*

- *MERCURIUS SOLUBILIS en cas :*
  - d'orgelets suppurés multiples aggravés par la chaleur et la lumière ;
  - quand le bord des paupières est excorié.

3 granules en 5 CH matin et soir

- *PYROGENIUM* :

1 dose-globules en 9 CH à jeun, une fois par jour pendant 3 jours

Traitement des chalazions inflammatoires

Traitement local

1. Découper dans une compresse stérile un petit carré de la taille du chalazion.
2. L'humecter d'une ou deux gouttes de teinture mère d'*ECHINACEA*.
3. L'appliquer sur le chalazion, jusqu'à ce que la mini-compresse soit sèche.

2 à 3 fois par jour

Traitement interne

Au stade de début :

- *ACONITUM NAPELLUS* : rougeur +++, < par le froid, début brutal.
- *APIS MELLIFICA* : gonflement +++, > par le froid.
- *BELLADONNA* : rougeur +, douleur battante.

3 granules en 5 CH toutes les heures, espacés au fur et à mesure de l'amélioration

Au stade de collection purulente :

- *PULSATILLA 5 CH* : écoulement indolore.

ou

- *HEPAR SULFUR 7 CH* : douleur ++.

3 granules 2 fois par jour

\+

- *PYROGENIUM 9 CH*

1 dose-globules en 9 CH 3 jours de suite, puis 1 fois par semaine pendant 2 à 3 semaines

BLÉPHARITES

Blépharite érythémateuse

En cas de :

- Rougeur du bord de la paupière

– intense, déclenchée par le froid,

••• *ACONITUM NAPELLUS* 5 CH

– très intense avec brûlures, aggravation par la lumière et la chaleur,

••• *BELLADONNA* 5 CH

– inflammation plus modérée, sensation de sable, amélioration par les applications froides,

••• *FERRUM METALLICUM* 5 CH

3 granules trois à quatre fois par jour

Blépharite squameuse

En cas de :

- Squames fines, en poudre, sèches, avec brûlures et démangeaisons,

••• *ARSENICUM IODATUM*

- Squames épaisses, croûteuses, avec une sécrétion collant les paupières,

– si la sécrétion abondante est peu épaisse, jaunâtre

••• *KALIUM SULFURICUM*

– si la sécrétion est plus épaisse, jaune orangée

••• *KALIUM PHOSPHORICUM*

3 granules en 5 CH deux à trois fois par jour

Blépharite ulcéreuse

En cas de :

- Croûtes écailleuses d'où s'écoule un liquide épais et gluant ressemblant au miel,
- tendance à saigner,
- fissures des angles externes des paupières,
- aggravation par le froid,

••• *GRAPHITES*

- Croûtes qui masquent les ulcérations, larmoiement abondant et irritant, aggravation par la lumière, la chaleur et la nuit,

••• *MERCURIUS SOLUBILIS*

- Bord des paupières agglutiné par une sécrétion épaisse et visqueuse qui durcit autour des cils en petits manchons durs, jaune verdâtre,
- aggravation par le froid, les applications froides,

••• *KALIUM BICHROMICUM*

› *3 granules en 5 CH deux à trois fois par jour*

AFFECTIONS DE LA SURFACE OCULAIRE 2

CONJONCTIVITES INFLAMMATOIRES

Formes aiguës

Traitement homéopathique des conjonctivites inflammatoires aiguës au stade précatarrhal, avant la sécrétion

- Lorsque la conjonctivite :
  - apparaît brutalement après un coup de froid,
  - se traduit par une douleur brûlante aiguë,
  - par un aspect rouge et brillant du blanc de l'œil,

  ··· *ACONITUM NAPELLUS 5 CH*

  › *3 granules toutes les heures*

- Lorsque la conjonctivite apparaît brutalement et se traduit par :
  - l'intensité de la rougeur de la muqueuse,
  - une sensation de forte brûlure,
  - une sécheresse et une hypersensibilité à la lumière,

  ··· *BELLADONNA 5 CH*

  › *3 granules toutes les heures, espacés au fur et à mesure de l'amélioration*

- Lorsque la conjonctivite se traduit par :
  - un aspect bouffi des paupières, un aspect boursouflé de la conjonctive (chémosis),
  - des douleurs aiguës, piquantes et brûlantes,
  - un larmoiement chaud,
  - quand tous les symptômes sont améliorés par l'application de compresses froides,

  ··· *APIS MELLIFICA 5 CH*

  › *utiliser 3 granules toutes les heures, espacés au fur et à mesure de l'amélioration*

- Lorsque la conjonctivite associe :
  - des yeux rouges, injectés,
  - des paupières rouges et gonflées,
  - une sensation de corps étrangers, de sécheresse et de brûlure,

  ••• *PHYTOLACCA 5 CH*

  utiliser 3 granules toutes les heures, espacés au fur et à mesure de l'amélioration

- Lorsque la conjonctivite se traduit par :
  - une rougeur, un aspect enflammé de la conjonctivite,
  - un larmoiement profus,
  - une gêne oculaire accentuée par les mouvements des yeux et qui peut s'accompagner de nausées,

  ••• *IPECA 5 CH*

  3 granules toutes les heures

Traitement homéopathique des conjonctivites inflammatoires aiguës au stade catarrhal

- Désinfection locale plusieurs fois par jour :

  ••• lavage au sérum physiologique,

  ••• instillation de collyre *ECHINEA* 3 DH, associée à la prise de médicaments homéopathiques de sécrétions.

- Lorsque la conjonctivite associe :
  - une hyperémie (afflux de sang) conjonctivale intense,
  - un larmoiement irritant,
  - une sécrétion épaisse et collante,
  - une aggravation au grand air,
  - un coryza abondant (inconstant), non irritant,

  et survient au décours d'un catarrhe oculo-nasal d'une maladie infectieuse de l'enfant,

  ••• elle est l'indication d'*EUPHRASIA* 5 CH

  3 granules toutes les heures, espacés au fur et à mesure de l'amélioration

- Lorsque la conjonctivite associe :
  – un écoulement muco-purulent,
  – une sensibilité plus marquée à la lumière artificielle,
  – une aggravation par la chaleur et la nuit,

  ··· *MERCURIUS SOLUBILIS 5 CH*

  › ***utiliser 3 granules répétés toutes les heures et espacés au fur et à mesure de l'amélioration***

- Lorsque la conjonctivite survient après une exposition au froid humide avec :
  – larmoiement profus, irritant et brûlant,
  – sécrétion séro-muqueuse moins épaisse que celle d'*EUPHRASIA*,
  – accompagnée d'une sensation de raideur des paupières,

  ··· *RHUS TOXICODENDRON, est indiqué en 5 CH*

  › ***3 granules renouvelés toutes les heures et espacés au fur et à mesure de l'amélioration***

- Lorsque la conjonctivite se traduit par :
  – un écoulement excoriant, brûlant, mêlé de filaments fibrineux,
  – un œdème palpébral (gonflement) amélioré par les applications chaudes,

  ··· *ARSENICUM ALBUM 5 CH*

  › ***utiliser 3 granules toutes les deux heures et espacés au fur et à mesure de l'amélioration***

- Lorsque la conjonctivite se traduit par :
  – un larmoiement abondant, irritant,
  – un écoulement le plus souvent clair, séreux, plus rarement verdâtre et épais,
  – une aggravation par la chaleur comme dans *EUPHRASIA* et *MERCURIUS SOLUBILIS*, mais plus marquée entre 2 et 5 heures du matin,

  ··· *KALIUM IODATUM 5 CH*

  › ***utiliser 3 granules toutes les deux heures et espacés au fur et à mesure de l'amélioration***

Formes subaiguës

Traitement homéopathique des conjonctivites inflammatoires subaiguës au stade catarrhal

- Lorsque la conjonctivite présente :
  - une sécrétion très caractéristique, jaune verdâtre, bien liée, profuse et non irritante,
  - des paupières collées le matin,
  - une aggravation de l'ensemble des symptômes par la chaleur,
  - une amélioration au grand air,

  ••• *PULSATILLA 5 CH*

  utiliser 3 granules trois fois par jour, pendant quelques jours, jusqu'à disparition des symptômes

- Lorsque la conjonctivite se traduit par :
  - des sécrétions épaisses, visqueuses, de coloration blanchâtre,
  - souvent associées à une inflammation des oreilles, c'est l'indication de :

  ••• *KALIUM MURIATICUM 5 CH*

  3 granules trois fois par jour, jusqu'à disparition des symptômes

- Lorsque la conjonctivite se traduit par :
  - une sécrétion séreuse, aqueuse ou plus épaisse, jaunâtre,
  - toujours aggravée par le temps froid et humide,
  - et qu'elle réapparaît chaque fois que le sujet s'enrhume,

  ••• *DULCAMARA 5 CH*

  utiliser 3 granules trois fois par jour jusqu'à disparition des symptômes

CONJONCTIVITES BACTÉRIENNES

Traitement homéopathique des conjonctivites bactériennes aiguës

- Localement :
  - ••• nettoyage des sécrétions au sérum physiologique,
  - ••• instillation d'antiseptiques locaux (vitaseptine® et collyre au *CALENDULA* en 3 DH),

en attendant le résultat du frottis conjonctival, à la recherche du germe responsable en ajoutant le médicament homéopathique correspondant

- Lorsque :
  - les paupières sont enflées, contractées, très douloureuses au toucher, avec tendance à saigner quand on essaye de les retourner,
  - la sécrétion est purulente, épaisse, abondante, parfois sanguinolente,
  - les symptômes sont majorés par le froid,
  - ••• *HEPAR SULFUR sera toujours prescrit à la dilution 5e ou 7e CH*

3 granules trois fois par jour pendant quelques jours en attendant le résultat du laboratoire

- A chaque fois que :
  - l'écoulement est abondant, muco-purulent ou franchement purulent, non irritant,
  - l'œdème (gonflement) et l'hyperémie (afflux de sang) de la conjonctive prédominent dans l'angle interne, au niveau des caroncules (petites saillies arrondies située dans la partie interne de l'œil),
  - la sensibilité à la lumière est aggravée dans une atmosphère chaude, alors qu'elle est améliorée au grand air (modalité opposée à celle d'Hepar sulfur),
  - ••• *ARGENTUM NITRICUM 5 CH*

utiliser 3 granules quatre fois par jour, espacés au fur et à mesure de l'amélioration

- Lorsque la conjonctivite se traduit par :
  - un écoulement muco-purulent abondant et irritant,
  - une aggravation des symptômes par la chaleur et surtout la nuit,

  ••• *MERCURIUS SOLUBILIS 5 CH sera prescrit*

  3 granules quatre à cinq fois par jour

- Si le frottis conjonctival détecte le germe responsable :

  ••• *utiliser le « biothérapique » du germe, par exemple, STAPHYLOCCOCCINUM 9 CH ou STREPTOCOCCINUM 9 CH*

  1 dose-globules à jeun 3 jours de suite – en l'absence d'amélioration rapide utiliser l'antibiotique spécifique

Traitement homéopathique des conjonctivites bactériennes subaiguës

- Lorsque la conjonctivite se traduit par :
  - un écoulement non irritant, bien lié et profus,
  - une aggravation par la chaleur, une amélioration par le grand air,

  ••• *PULSATILLA 5 CH*

  utiliser 3 granules matin et soir pendant quelques jours, à remplacer par des dilutions plus élevées et espacées en fonction du degré de similitude

- Lorsque la conjonctivite se traduit par :
  - une sécrétion jaunâtre et épaisse d'aspect grumeleux,
  - et survient chez des individus à la peau malsaine, couverte d'acné et siège de suppurations cutanées (comme Hepar sulfur dont il se rapproche), mais se distingue par son amélioration à l'air frais et une beaucoup moins grande hypersensibilité au toucher,

  ••• *CALCAREA SULFURICA 5 CH sera prescrit*

  3 granules trois fois par jour, en raison de l'allure subaiguë

CONJONCTIVITES VIRALES

Traitement homéopathique des conjonctivites folliculaires à inclusions « type piscine »

Au stade de début:

- lorsque l'hyperémie (afflux de sang) s'installe progressivement,
- la sécrétion est collante, peu importante,
- et qu'un ganglion est apparu,

••• *FERRUM PHOSPHORICUM 5 CH – KALIUM MURIATICUM 5 CH*

3 granules de chaque, alternés trois fois par jour

A un stade plus évolué:

– le larmoiement augmente,

– la sécrétion devient plus abondante et plus épaisse,

••• *MERCURIUS SOLUBILIS 5 CH*

3 granules trois fois par jour

Conjonctivites à adéno-virus (K.C.E.):

Au stade de début:

- œdème (gonflement) +hyperémie (afflux de sang)

↓ *BELLADONNA* ↓ *APIS MELLIFICA*

alterner 3 granules de chaque en 5 CH toutes les deux heures

Au stade des follicules:

- remplacer *BELLADONNA* par *RHUS TOXICODENDRON*

3 granules en 5 CH, 3 fois par jour

- espacer *APIS MELLIFICA*

3 granules en 5 CH, 3 fois par jour

Au stade des infiltrats cornéens:

- *KALIUM MURIATICUM – EUPHRASIA – THIOSINAMINUM*

3 granules de chaque en 5 CH, 2 à 3 fois par jour pendant des semaines, voire des mois, associés à un collyre mouillant ou vitaminé, en unidoses.

Médicaments des follicules des conjonctivites virales

••• *RHUS TOXICODENDRON est un de ces médicaments de follicules translucides lorsque :*

– les paupières sont enflées,

– les conjonctives injectées,

– le larmoiement est brûlant.

Il s'adresse plus particulièrement aux conjonctives folliculaires aiguës à adénovirus.

••• *CROTON TIGLIUM est un médicament :*

– de granulation conjonctivale et inflammation marquée, sensation que l'œil est tiré en arrière comme par un fil.

••• *CLEMATIS ERECTA est indiqué quand :*

– la conjonctivite folliculaire prédomine au niveau de l'angle interne de l'œil,

– l'œil est sensible à l'air au point de ne pouvoir s'ouvrir,

– l'hypersensibilité à la lumière et le larmoiement sont intenses.

› *utiliser 3 granules en 5 CH 3 fois par jour*

CONJONCTIVITES ALLERGIQUES

Traitement homéopathique des conjonctivites allergiques aiguës

- Lorsque la crise de conjonctivite se traduit par :

  – de l'œdème (gonflement),

  – des douleurs aiguës, piquantes, brûlantes,

  – améliorées par des applications froides,

  ••• utiliser *APIS MELLIFICA*

- Quand :

  – l'œdème (gonflement) domine au niveau des paupières inférieures,

  – s'accompagne de douleurs brûlantes, améliorées par des applications chaudes,

  – d'anxiété et agitation, surtout entre 1 heure et 3 heures du matin,

  ••• utiliser *ARSENICUM ALBUM*

- Lorsque la crise de conjonctivite se traduit par :
  - un larmoiement constant et irritant,
  - un écoulement nasal aqueux non irritant,
  - une hypersensibilité à la lumière,
  - des démangeaisons,
  - des douleurs à type de cuisson, de brûlure,

  ••• utiliser *EUPHRASIA*

- Lorsque :
  - le larmoiement est abondant mais non irritant,
  - le catarrhe nasal aqueux, abondant et irritant voire excoriant,
  - les éternuements fréquents,

  ••• utiliser *ALLIUM CEPA* plus particulièrement indiqué dans les allergies au pollen des pêchers.

- Lorsque sont associés :
  - un œdème palpébral (gonflement) et conjonctival,
  - un larmoiement intense,
  - un coryza avec écoulement aqueux et irritant,
  - et une modalité paradoxale : la conjonctivite est améliorée à l'air frais tandis que le coryza y est aggravé, ce qui rend le patient particulièrement irritable car il ne se sent bien nulle part,

  ••• utiliser *KALIUM IODATUM*

› *utiliser ces médicaments homéopathiques des conjonctivites allergiques aiguës en 5 CH, 3 granules toutes les demi-heures puis espacés en fonction de l'évolution*

+ dans tous les cas :

••• *POUMON-HISTAMINE 15 CH*

› *5 granules par jour*

••• *POLLEN DE GRAMINÉES 15 CH*

› *5 granules par jour jusqu'à cédation des symptômes.*

Médicaments des signes locaux des conjonctives allergiques subaiguës ou chroniques

- Lorsque le prurit et la rougeur :
  - dominent dans l'angle interne,
  - sont exagérés pendant les règles,
  - sont aggravés par l'absorption de vin,

  ••• utiliser *ZINCUM METALLICUM*

- Lorsque la conjonctivite se traduit par :
  - un écoulement séreux ou muqueux,
  - des accès de rhinite spasmodique,

  ••• utiliser *IPECA*

- En cas :
  - d'irritation oculaire chronique,
  - avec sensation de brûlure, de prurit, d'yeux trop gros et saillants,
  - d'irritation associée de la muqueuse nasale avec de violents éternuements,

  ••• utiliser *COMOCLADIA*

- Lorsque l'irritation oculaire s'accompagne :
  - d'un larmoiement abondant aggravé par la chaleur,
  - d'une sensation de fumée ou de vent froid dans les yeux, qui oblige à cligner sans cesse,

  ••• utiliser *CROCUS SATIVUS*

- En cas :
  - d'irritation et de démangeaisons prédominant dans l'angle interne des yeux,
  - toujours aggravées par les efforts visuels,

  ••• utiliser *RUTA GRAVEOLENS*

› *Ces médicaments homéopathiques des signes locaux des conjonctivites allergiques subaiguës ou chroniques seront prescrits en 5 CH, 3 granules, 2 ou 3 fois par jour*

- Ils seront associés à :

  ··· *POUMON HISTAMINUM 15 CH*

  ❯ *5 granules par jour pendant les phases aiguës, 1 dose-globules hebdomadaire ou mensuelle entre les crises à dilutions croissantes – 9 CH à 30 CH*

SÉCHERESSE OCULAIRE

Principaux médicaments de sécheresse oculaire

- sécheresse oculaire ➠ – signes d'irritation conjonctivale,
  – signes de cuisson, de sécheresse,
  – aggravée par les mouvements oculaires,
- sécheresse buccale avec soif de grande quantité d'eau froide à intervalles répétés,
- constipation,
- troubles articulaires,

  ··· *BRYONIA ALBA*

  ❯ *3 granules en 5 CH matin et soir*

- sécheresse oculaire ➠ conjonctivite, kératite (KPS),
- sécheresse buccale intense avec absence de soif,
- sécheresse cutanée avec sensation de blanc d'œuf coagulé sur le visage,
- constipation chronique et opiniâtre,
- douleur lombo-sacrée,

  ··· *ALUMINA*

  ❯ *3 granules en 5 CH matin et soir*

- la sécheresse des yeux peut être telle que le sujet les tient constamment fermés tant il est gêné,
- les paupières sont souvent agglutinées le matin par un mucus épais,
- la conjonctivite de type folliculaire est fréquemment associée à une kératite ponctuée superficielle,

- la sécheresse de la bouche est extrême et paradoxalement sans soif, pourtant la langue est si sèche qu'elle colle au palais,
- le syndrome rhumatismal prédomine au niveau des épaules avec douleur dans le muscle deltoïde gauche (myosite ?),
- les douleurs sont aggravées par le temps humide et par le mouvement, améliorées en s'enveloppant chaudement,

··· *NUX MOSCHATA*

❯ *3 granules en 5 CH matin et soir*

- médicaments de migraines périodiques,
- médicaments de bouffées de chaleur,
- médicaments de sécheresse des muqueuses,
  - sécheresse oculaire, sensation de brûlure intense,
  - brûlures gastriques,
- de douleurs et raideurs dans la nuque et l'épaule droite,

··· *SANGUINARIA CANADENSIS*

❯ *3 granules en 5 CH matin et soir*

ALGIES POST ZOSTÉRIENNES 3

Traitement des douleurs qui persistent après le zona

- Quand les douleurs sont :
  - tiraillantes et brûlantes,
  - avec sensation de fourmillement sous la peau,
  - aggravées par l'absorption de vin,

  ··· *ZINCUM METALLICUM*

- Quand les douleurs sont :
  - brusques, fulgurantes et s'accompagnent d'engourdissements cutanés,

  ··· *KALMIA LATIFOLIA*

- Lorsque les douleurs sont :
  - lancinantes avec hypersensibilité cutanée et sensation d'engourdissement,

  ··· *PARIS QUADRIFOLIA*

- Lorsque les douleurs sont :
  - de type de névralgique, sus-orbitaire, élançantes,
  - irradiant, soit autour de l'œil, soit vers l'occiput (zone postérieure de la tête), avec sensation très particulière de douleur fulgurante à travers le cerveau,

  ··· *PRUNUS SPINOSA*

- Quand les douleurs sont :
  - de type paroxystique, déchirantes, brûlantes,
  - aggravées par le mouvement, les secousses, le temps froid et humide, la fumée de tabac,
  - améliorées par le repos et la chaleur,
  - et qu'elles irradient vers l'orbite et parfois jusque dans les os de la face,

  ··· *SPIGELIA*

- Pour son action sur les terminaisons nerveuses,

  ··· *HYPERICUM PERFORATUM*

› *le choix de ces médicaments se fera sur les symptômes et les modalités ; ils seront prescrits en 5 CH, 3 granules 2 à 3 fois par jour.*

4 MIGRAINES OPHTALMIQUES

Traitement homéopathique des migraines ophtalmiques

- Dans le cas de :
  - migraine à type d'hémicrânie frontale,
  - précédée, soit d'une sensation de brouillard visuel, soit par un zigzag lumineux ou des sortes d'étincelles,
  - périodique,
  - survenant souvent le matin,
  - déclenchée par un mouvement rapide,
  - accompagnée de nausées, de vomissements et de brûlures de tout le tube digestif, brûlures d'estomac, vomissements brûlants visqueux et filants, diarrhée brûlante,

  ••• *IRIS VERSICOLOR*

- En cas de :
  - migraine précédée de troubles de la vision, taches noires ou brillantes (phosphènes),
  - sensation de brouillard, diplopie (vision double),
  - survenant souvent le matin au réveil,
  - accompagnée de vertiges aggravés en marchant au grand air,
  - de quelques nausées mais de peu de vomissements,
  - survenant chez des femmes déprimées dont deux des principaux symptômes sont :
    - une scrupulosité exagérée,
    - une irrégularité menstruelle,

  ••• *CYCLAMEN*

- Quand :
  - la migraine est précédée de troubles de vision variés, brouillard, phosphènes (tache sombre ou noire dans le champ visuel), vue double,
  - s'accompagne de phénomènes vasomoteurs (la face est congestionnée),
  - les paupières sont lourdes et pesantes, ce qui accentue l'expression d'abrutissement du sujet,
  - la migraine est suivie et améliorée par une abondante émission d'urine,

  ••• *GELSEMIUM*

- En cas de :
  – céphalée (mal de tête) précédée de troubles oculaires, taches ou brouillard devant les yeux qui disparaissent quand la céphalée s'installe,
  – d'abord frontale puis sus-orbitaire localisée en un point précis,
  – aggravée par le froid, la lumière et le bruit,
  – améliorée par la chaleur et la pression,

  ••• *KALIUM BICHROMICUM*

- En cas d' :
  – hémicrânie (mal dans la moitié de la tête) périodique survenant tous les deux à quatre jours,
  – avec sensation de battements violents dans la tête,
  – précédée de troubles visuels, éblouissement, zigzag lumineux,
  – installée dès le matin au réveil, parfois accompagnée de troubles de la vue à la lecture,
  – aggravée vers 10 h du matin, par la chaleur, par tout effort visuel,

  ••• *NATRUM MURIATICUM*

- En cas de :
  – céphalées (maux de tête) précédées de troubles visuels à type de scotome (tache sombre ou noire),
  – douleur localisée au-dessus de l'œil gauche et irradiant vers l'occiput,
  – généralement pressive, lancinante ou comme par un choc violent,
  – aggravée par le travail intellectuel, la pression, le sommeil, l'exercice en plein air,

  ••• *SEPIA*

- Lorsque :
  – l'hémicrânie (mal dans la moitié de la tête) débute dans la nuque, irradie vers la région occipitale pour se fixer au-dessus d'un œil, plus généralement l'œil gauche,
  – est améliorée en s'enveloppant chaudement la tête,
  – est suivie de troubles visuels à type de brouillard visuel à la lecture, de sensation que les lettres se déplacent,
  – est aggravée par le moindre courant d'air, par le bruit, la lumière, le mouvement,
  – est améliorée par une miction abondante,

  ••• *SILICEA*

- Lorsque :
  - la migraine ophtalmique est précédée de scotome hémianopsique latéral homonyme droit (le champ visuel est comme obturé du côté temporal à droite et nasal à gauche, le sujet ne voit donc que la moitié gauche des objets),
  - la céphalée (mal de tête) est occipitale battante ou temporale en étau,
  - s'accompagne de troubles liés le plus souvent à une insuffisance hépatique et parfois rénale,

  ••• *LYCOPODIUM*

- Lorsque :
  - les migraines sont précédées ou accompagnées de troubles visuels (soit de vue double, soit d'hémianopsie horizontale supérieure, le sujet ne voit que la moitié inférieure des objets, soit de phosphènes [taches noires]),
  - à type de douleurs osseuses profondes, térébrantes,
  - aggravées la nuit, par le toucher,

  ••• *AURUM METALLICUM*

› *Ces différents médicaments de migraine ophtalmique seront choisis d'après les symptômes signalés. Prendre 5 granules en 5 CH, dès l'apparition des signes visuels, en les répétant toutes les demi-heures puis toutes les heures, au fur et à mesure de l'amélioration*

LES DRAINEURS

••• *CHELIDONIUM* présente :
- des migraines bilieuses sus-orbitaires droites avec sensation de lien serré au-dessus des yeux,
- accompagnées de nausées et de vomissements,
- de douleurs hépatiques pressives irradiant à l'angle inférieur de l'omoplate droite,
- de coloration jaune des conjonctives, des urines et des selles.

••• *CHIONANTHUS VIRGINICA* est un médicament :
- de migraines bilieuses périodiques avec douleur sourde dans l'hypocondre droit (partie sous-costale dans la région de la vésicule biliaire),
- subictère (teint légèrement jaune) en rapport avec une insuffisance hépatique.

LES DRAINEURS :

- *CHINA* est également un bon draineur de :
  - céphalée (mal de tête) périodique intense, battante avec sensation d'éclatement de la tête,
  - hypersensibilité au bruit, aux odeurs,
  - accompagnée de symptômes hépato-vésiculaires, épuisement profond, goût amer, absence de faim, dégoût des aliments, distension abdominale, diarrhée jaunâtre indolore et épuisante.
- *PODOPHYLLUM* drainera :
  - les migraines bilieuses périodiques,
  - avec sensation de pression violente dans la tête améliorée par l'apparition de la diarrhée,
  - douleurs de l'hypocondre droit améliorées par la friction, ce qui oblige le patient à se masser constamment la région douloureuse,
- *PTELEA*, lorsque :
  - la céphalée (mal de tête) frontale s'accompagne d'une sensation d'élargissement de la tête pire le matin,
  - de pesanteur ou de douleurs de l'hypocondre droit, aggravées en étant couché sur le côté gauche, améliorées couché sur le côté droit,

› *Ces « draineurs » seront choisis en fonction de leurs modalités et prescrits en 3 ou 4 CH à raison de 30 gouttes 2 fois par jour.*

5 CATARACTES

Conseils thérapeutiques dans les cataractes partielles

- Prendre un des médicaments susceptibles, à dose pondérable, de provoquer une cataracte :

  ··· *NAPHTALINUM ou SECALE CORNUTUM 7 CH*

  ❯ *3 granules une fois par jour*

- Le biothérapique :

  ··· *CRISTALLIN 7 CH*

  ❯ *3 granules une fois par jour*

- Les compléments alimentaires, en particulier les vitamines A, C, E et le sélénium

  ❯ ***en association ou en attente de la prescription des médicaments de terrain par le médecin ophtalmologiste homéopathe ou le généraliste homéopathe.***

Crédits (photographies, graphiques)

- Schéma 1 : avec l'aimable autorisation de la SNOF (Syndicat national des ophtalmologistes français).
- Photos 12, 19, 20, 24, 25, 26, 27, 28, 29, 30 : appartiennent à l'auteur.
- Photos 1, 2, 4, 7, 8, 10, 11, 15, 18 : issues de l'ouvrage *Pocket atlas of ophtalmology*, avec l'aimable autorisation de reproduction des Editions Georg Thieme Verlag.
- Photos 3, 9, 13, 14, 16, 17 : issues de l'ouvrage *Atlas d'ophtalmologie clinique*, avec l'aimable autorisation de reproduction des Editions Medsi-GROUPE LIAISONS S.A.
- Photo 5 : avec l'aimable autorisation de reproduction du Professeur Jean-Luc George (CHU de Nancy) et de la revue *Réalités ophtalmiques*.
- Photo 6 : avec l'aimable autorisation du Dr Pierre Lumbroso (collection personnelle).
- Photos 21, 22 et 23 : avec l'aimable autorisation des laboratoires Chauvin-Bausch et Lomb.
- Graphiques 1 et 2 : appartiennent à l'auteur.

Schéma 1

Généralités

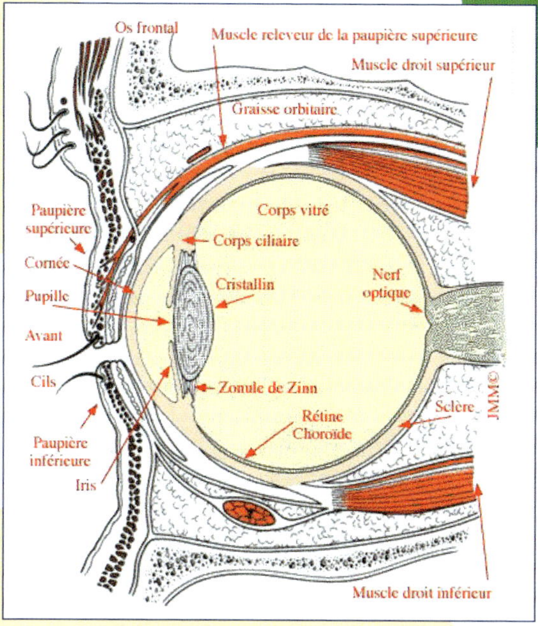

Schéma 1 : Coupe générale de l'œil.

Photos 1, 2

Affections des paupières

orgelet

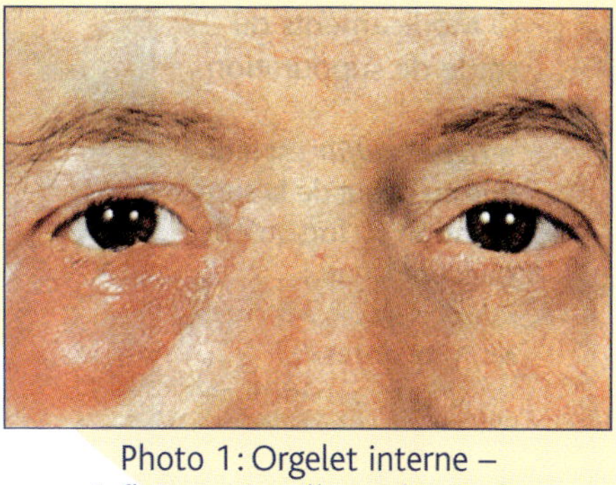

Photo 1 : Orgelet interne – Inflammation d'une glande de Meibomius.

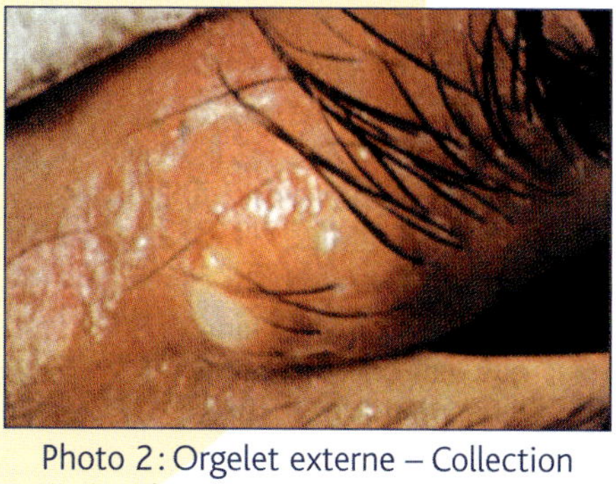

Photo 2 : Orgelet externe – Collection purulente d'un follicule sébacé.

Photos 3, 4, 5, 6, 7, 8

Affections des paupières

chalazion

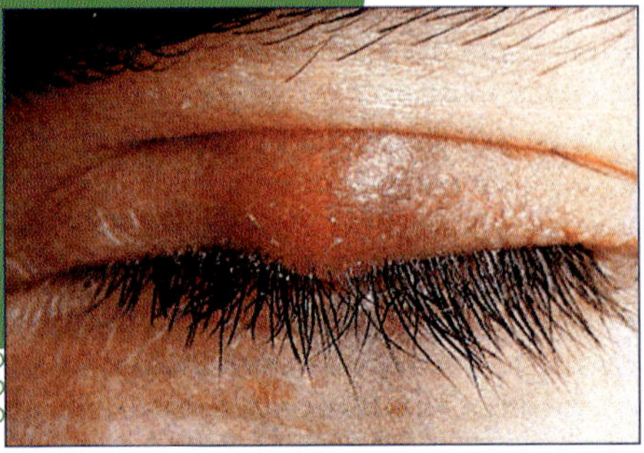

Photo 3 : Chalazion.

œdème (gonflement)

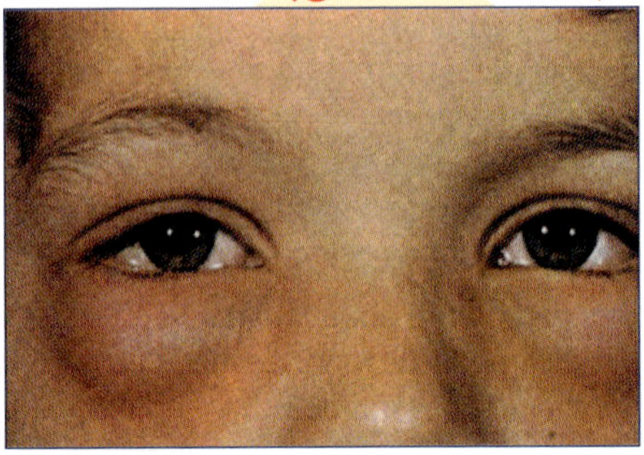

Photo 4 : Œdème allergique.

blépharite

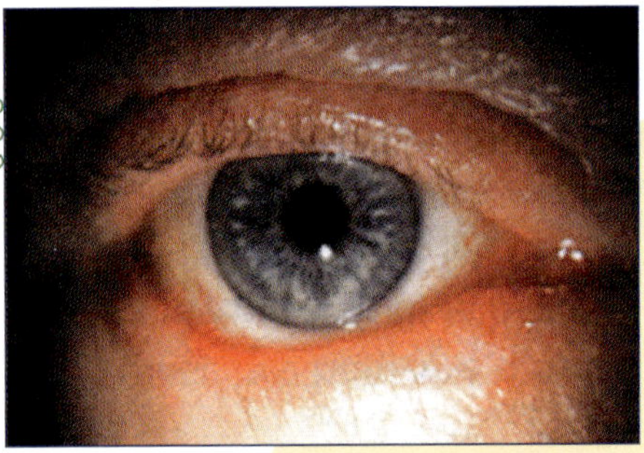

Photo 5 : Blépharite postérieure.

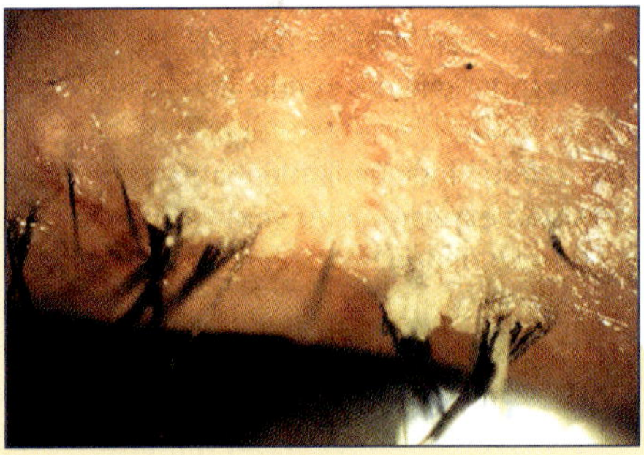

Photo 6 : Blépharite croûteuse.

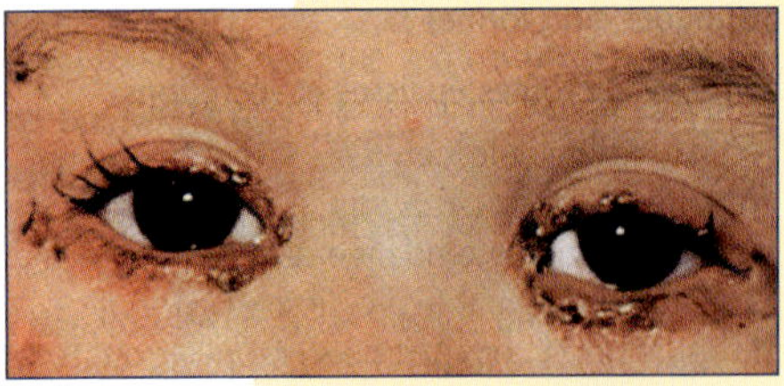

Photo 7 : Blépharite ulcéreuse.

eczéma

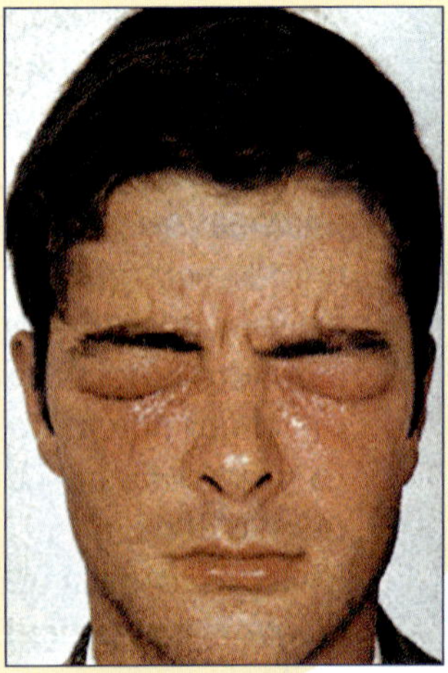

Photo 8 : Eczéma palpébral vésiculeux.

Photos 9, 10, 11, 12

Inflammation de la surface oculaire

diagnostic de l'œil rouge

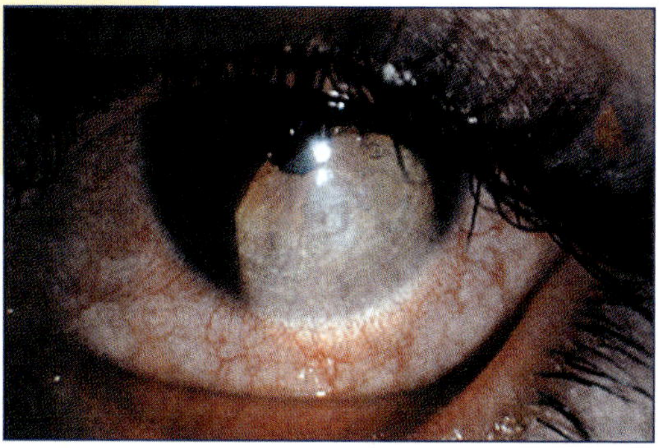

Photo 9 : Œil rouge.

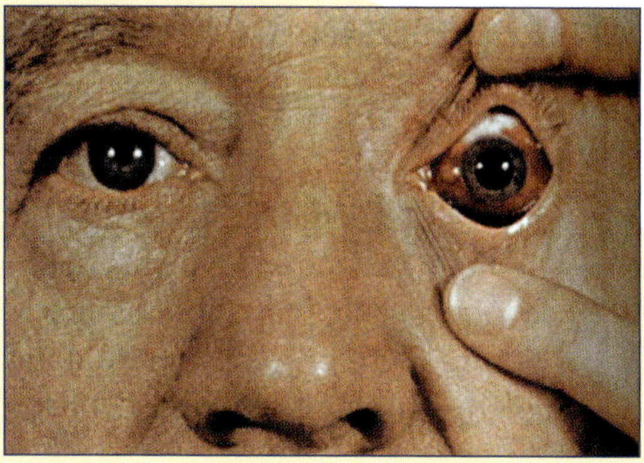

Photo 10 : Hémorragie sous-conjonctivale.

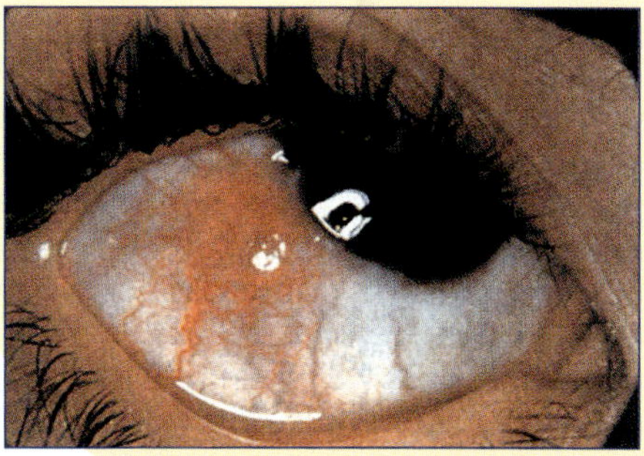

Photo 11 : Bouton de sclérite.

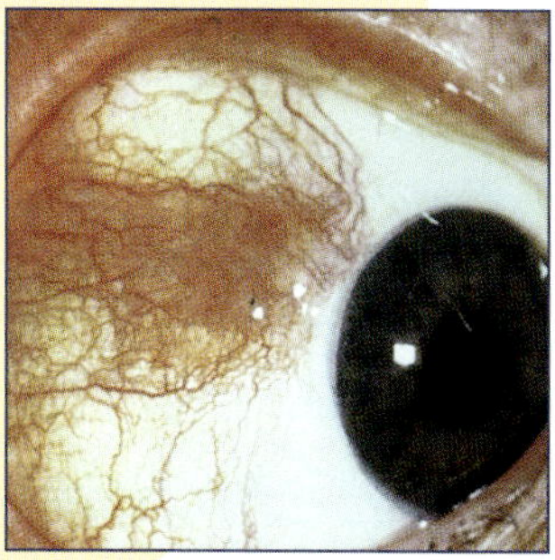

Photo 12 : Sclérite – Inflammation de la sclère.

Photos 13, 14, 15, 16, 17, 18

Inflammation de la surface oculaire

conjonctivite virale

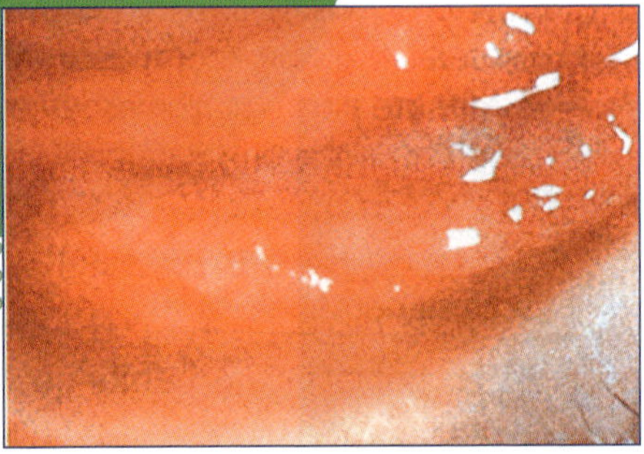

Photo 13: Follicules.

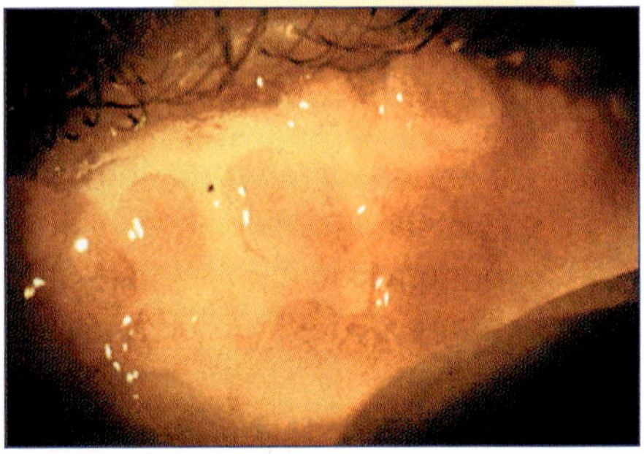

Photo 14: Macro follicules.

conjonctivite à adéno-virus

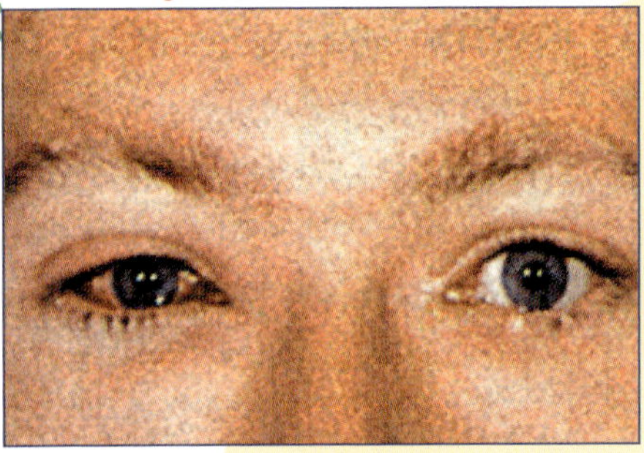

Photo 15: Conjonctivite à adénovirus.

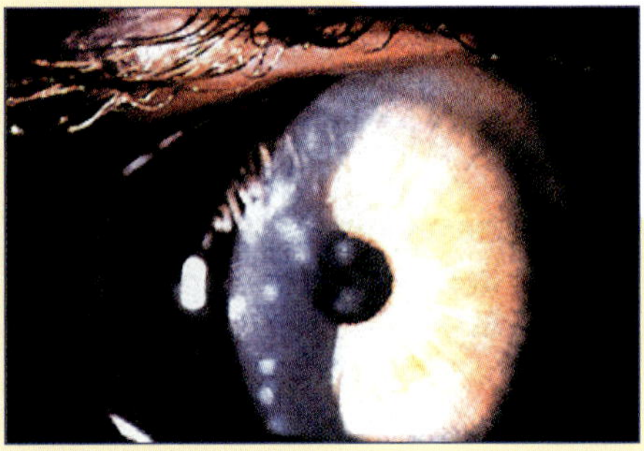

Photo 16: Kéra-conjonctivite épidémique.

conjonctivite allergique

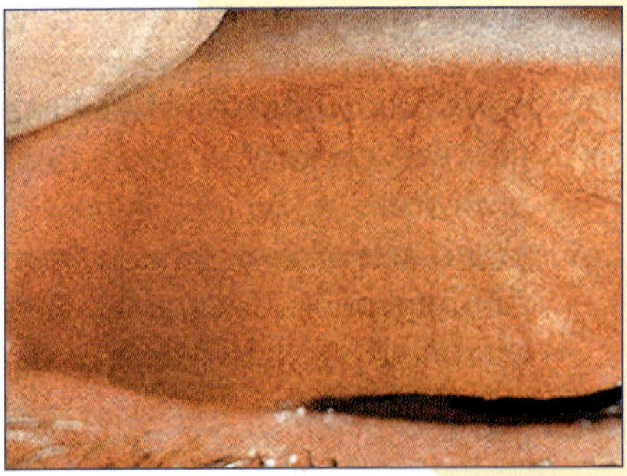

Photo 17: Papilles.

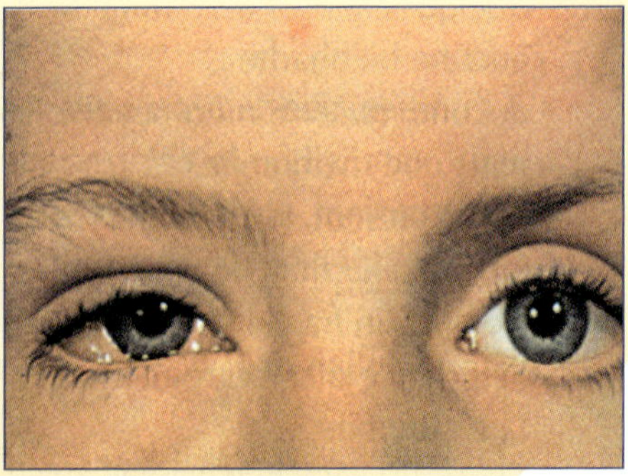

Photo 18: Conjonctivite allergique.

Photos 19, 20

Kératites et uvéites

uvéite

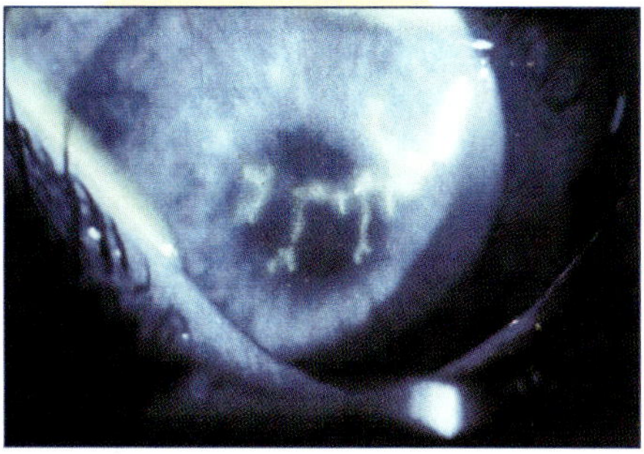

Photo 19 : Ulcère herpétique de la cornée, mis en évidence par l'instillation d'un colorant vital.

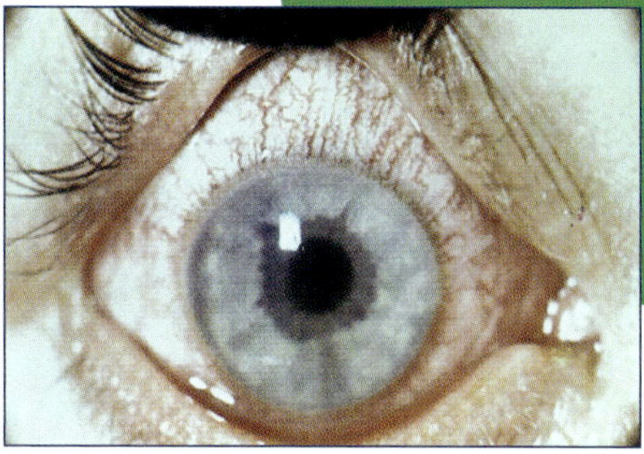

Photo 20 : Iridocyclite, inflammation de l'iris et du corps ciliaire.

Photos 21, 22

Cataractes

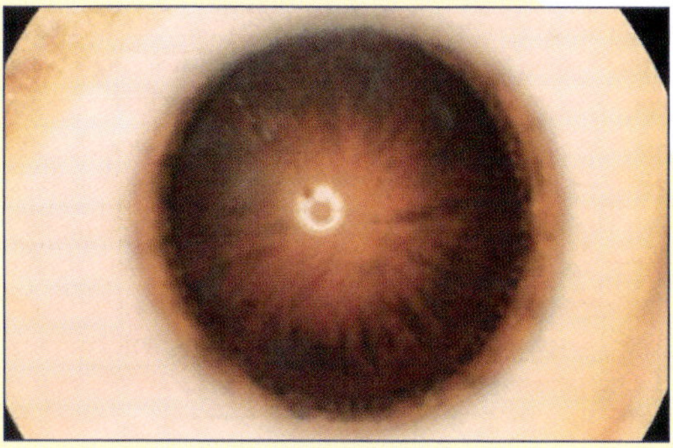

Photo 21 : Cataracte corticale.

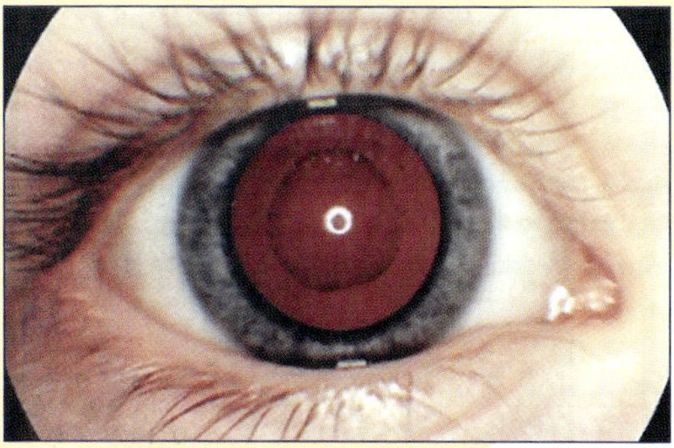

Photo 22 : Cataracte nucléaire.

Photo 23

Cataractes

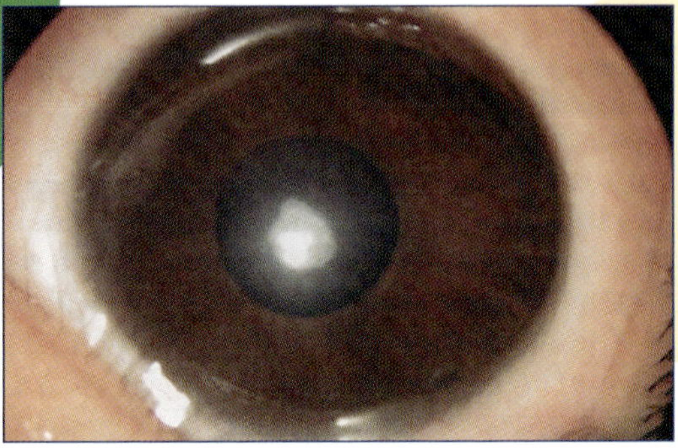

Photo 23 : Cataracte sous-capsulaire postérieure.

Photos 24, 25

Glaucomes

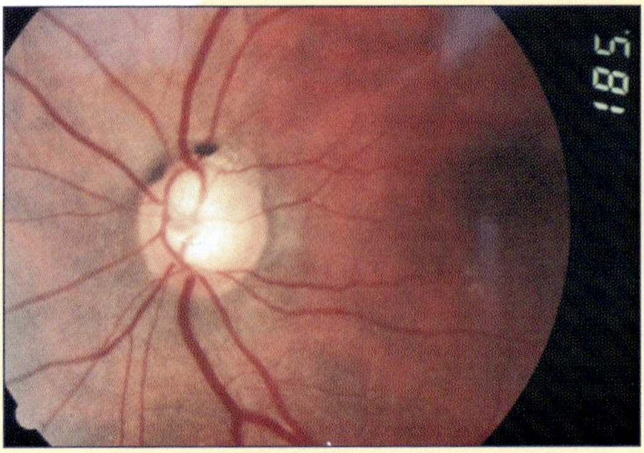

Photo 24: Papille optique normale.

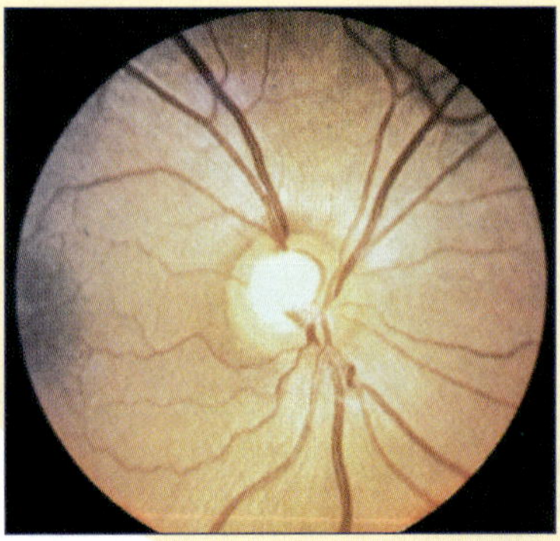

Photo 25 : Papille atrophique d'un glaucome avancé.

Graphique 1

Glaucomes

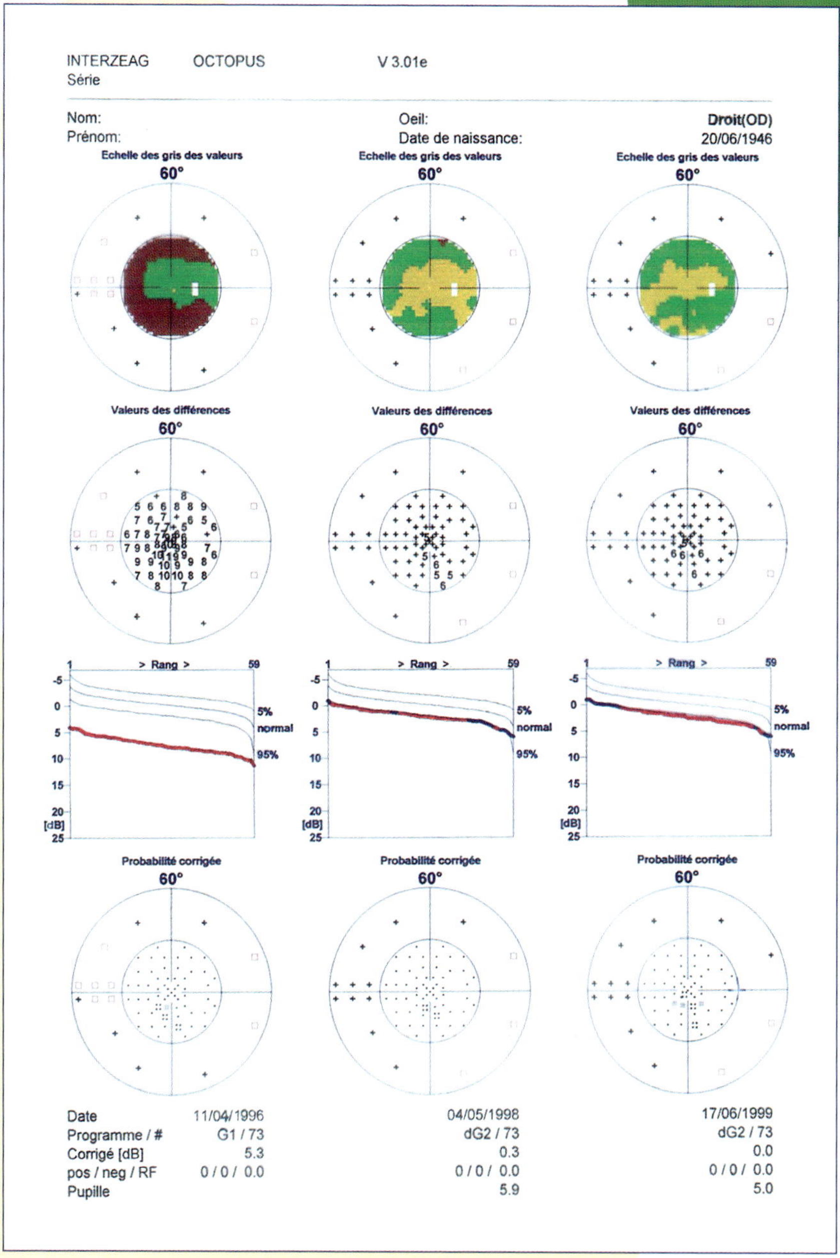

Graphique 1 : Champs visuels automatisés.

jaune = sensibilité normale
vert = diminution modérée de la sensibilité
rouge = altération importante de la sensibilité.

Graphique 2

Glaucomes

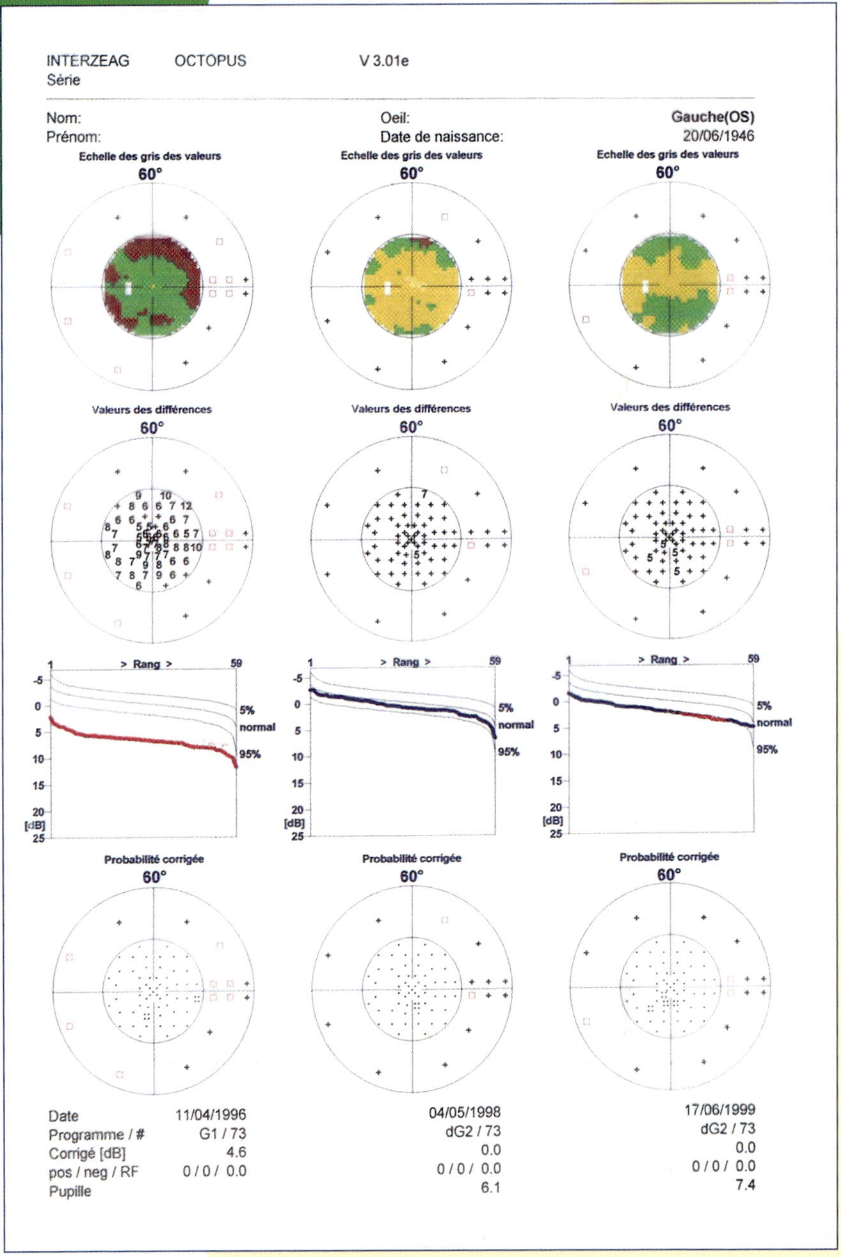

Graphique 2 : Champs visuels automatisés.

jaune = sensibilité normale
vert = diminution modérée de la sensibilité
rouge = altération importante de la sensibilité.

Photos 26, 27, 28

Dégénérescence maculaire liée à l'âge

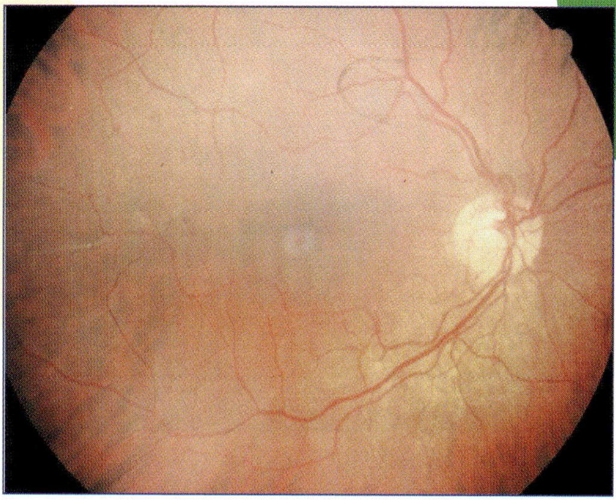

Photo 26 : Trou maculaire.

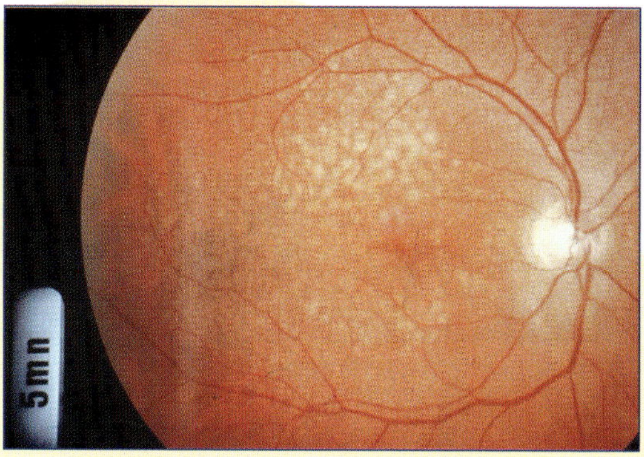

Photo 27 : Drusen maculaire.

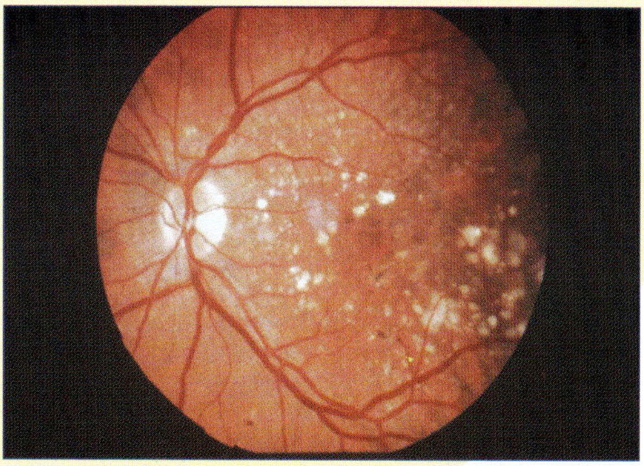

Photo 28 : Drusen plus évolués.

Photos 29, 30

Dégénérescence maculaire liée à l'âge

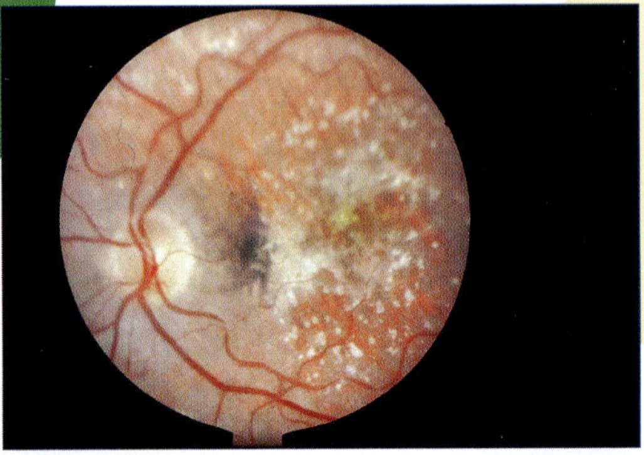

Photo 29: Dégénerescence dite « géographique ».

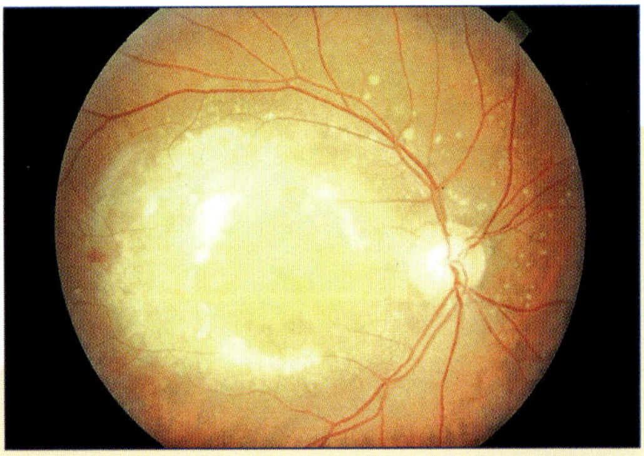

Photo 30: Atrophie de toute la rétine et de la choroïde centrale.

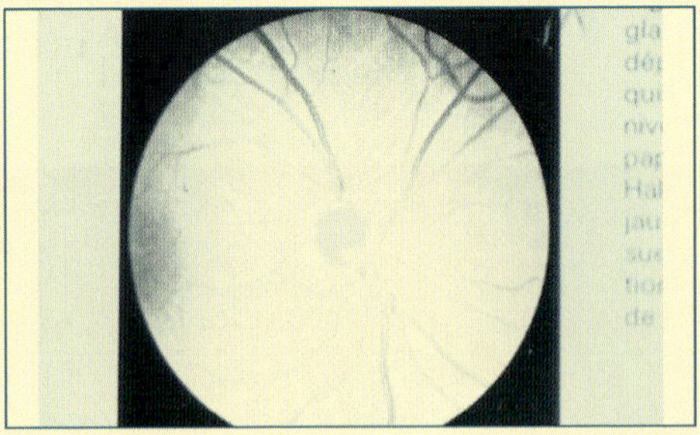

lacrymale globale lorsque moins de 10 mm de papier sont humidifiés en 5 minutes.

L'appréciation qualitative de la sécrétion lacrymale se fera :

- *par le simple examen de l'aspect de la conjonctive* qui a perdu son aspect brillant, pour devenir terne et jaunâtre ;
- *par l'appréciation de la stabilité du film lacrymal en étudiant la durée de sa persistance avant sa rupture ;*
- *par la recherche d'une sécheresse cornéenne à l'aide de différents colorants vitaux* qui imprègnent les micro-ulcérations cornéennes, témoins de la dessication ;

et par d'autres techniques plus élaborées, telles :

- *l'empreinte conjonctivale* qui permet d'analyser la morphologie des cellules épithéliales et de procéder à leur étude cytologique après coloration ;
- *l'électrophorèse des larmes* qui permet de déterminer le degré du déficit de la sécrétion lacrymale et de l'inflammation.

Il faut distinguer la **sécheresse oculaire « simple »**, liée à une anomalie du film lacrymal et la sécheresse oculaire qui fait partie **« du syndrome de Gougerot-Sjögren »**.

La sécheresse oculaire simple est liée essentiellement à la diminution de la sécrétion lacrymale avec l'âge.

Elle peut être accélérée par :

- des facteurs environnementaux climatiques, climatisation, pollution, tous responsables d'évaporation du film lacrymal ;
- le rôle déclenchant ou aggravant d'affections inflammatoires qui modifient le film lacrymal :
  - kérato-conjonctivite virale ;
  - conjonctivite allergique ;
  - blépharites ;
  - rosacée ;
  - infection chlamydienne.

Dans certains cas la sécheresse est d'origine *IATROGENE*, c'est-à-dire due à l'effet secondaire de certains médicaments, surtout dans les pays développés.

Rappelons, en effet, la fréquence actuelle des syndromes secs liés à des prescriptions médicamenteuses de drogues inhibitrices du système nerveux parasympathique qui innerve la glande lacrymale.

Nous citerons :

- De nombreux médicaments généraux : les antispasmodiques, les antidiarrhéiques, les antitussifs, les antalgiques, les myorelaxants (ils relâchent les muscles).
- Les médicaments psychotropes, inducteurs très fréquents de syndromes secs ; les anxiolytiques, les benzodiapézines, les phénotiazines, les hypnotiques.
- Les antiparkinsoniens, d'autant plus qu'ils sont associés aux neuroleptiques.
- Les antihistaminiques.
- Les anesthésiques, les antihypertenseurs de la classe des bêtabloqueurs par voie générale et certains par voie locale.

LE SYNDROME DE GOUGEROT-SJÖGREN

Il est classiquement défini par l'association d'une sécheresse oculaire, d'une sécheresse buccale et d'une maladie auto-immune ; suivant l'importance des atteintes musculo-articulaires, viscérales, cutanées, générales, biologiques, immunologiques, plusieurs formes cliniques de ce syndrome sont possibles, d'ou la distinction entre syndrome primaire, secondaire, et au maximum syndromes « lympho-prolifératifs ».

Traitement classique de la sécheresse oculaire

Il est surtout palliatif et repose sur l'utilisation pluri-quotidienne de nombreux substituts lacrymaux.

- *COLLYRES MOUILLANTS, type CHLORURE DE SODIUM, dont l'action de courte durée nécessite la répétition des instillations, source de désordres électrolytiques.*
- *Les DERIVES de la CELLULOSE, qui assurent une couverture aqueuse plus prolongée.*
- *Les CARBOMERES et DERIVES POLIVINYLIQUES, dont la visco-élasticité confère des qualités d'hydrophilie et assure une bonne persistance mais brouille la vision.*
- *L'ACIDE HYALURONIQUE, le plus récent, assure une bonne humidification et une protection durable.*

Un gros progrès a été réalisé depuis que les laboratoires fournissent des collyres et des gels en unidoses stériles sans conservateurs chimiques, facteurs d'irritation des yeux secs.

Parmi les autres moyens thérapeutiques qui se multiplient régulièrement pour essayer de répondre à cette pathologie chronique, citons: la mise en place d'insert dans le cul-de-sac conjonctival inférieur, actuellement un peu délaissé, de bouchons lacrymaux, de lunettes à chambre humide; ces dernières solutions s'adressent aux sécheresses graves.

Enfin, dans certaines formes de syndrome de Gougerot-Sjögren, le recours aux corticoïdes, voire aux immuno-dépresseurs, peut être nécessaire.

Traitement homéopathique de la sécheresse oculaire

Il s'adresse à des syndromes secs ophtalmiques et buccaux, isolés ou associés à des syndromes de Gougerot mineurs.

Les médicaments homéopathiques indiqués sont sélectionnés en fonction des résultats obtenus, c'est-à-dire de l'augmentation de la sécrétion lacrymale que traduit l'augmentation de l'imbibition des graduations par les larmes du papier-test de Schirmer et la sensation de confort ressentie par le patient.

- ***BRYONIA ALBA*** est un important médicament de sécheresse des muqueuses, principalement oculaire et digestive.

L'œil sec de *BRYONIA ALBA* se traduit par une sensation de cuisson, de sécheresse, aggravée par les mouvements oculaires.

La conjonctive est hyperhémiée (envahie par le sang), d'aspect vernissé, la cornée peut être le siège d'une kératite (inflammation) ponctuée superficielle.

A cette sécheresse oculaire s'associe une sécheresse buccale avec soif de grandes quantités d'eau froide à intervalles espacés.

La constipation témoigne de la sécheresse de la muqueuse rectale.

BRYONIA ALBA couvre enfin le syndrome articulaire. C'est un médicament d'arthrite inflammatoire et de douleurs rhumatismales aggravées par le mouvement, la chaleur, améliorées par le repos, la pression, les applications froides.

- ***ALUMINA*** associe une sécheresse de toutes les muqueuses à une sécheresse de la peau que le patient décrit comme la sensation assez particulière d'avoir la figure et les yeux recouverts de blanc d'œuf coagulé, ce qui l'oblige à se frotter constamment les yeux.

La conjonctivite est traînante, souvent accompagnée d'une kératite ponctuée superficielle. La sécheresse buccale est fréquemment associée à une sécheresse intense du pharynx, avec des mucosités adhérentes et visqueuses qui obligent le patient à tousser et racler, surtout le matin et le soir traduisant le dessèchement de l'arbre respiratoire supérieur. La constipation est chronique et opiniâtre, liée autant à la sécheresse de la muqueuse qu'à l'atonie (absence de contractions) rectale.

Les douleurs rhumatismales siègent préférentiellement au niveau du bas des reins.

- ***NUX MOSCHATA*** est également indiqué. Ce médicament convient particulièrement quand la sécheresse des yeux est telle que le sujet les tient constamment fermés.

Une sécrétion conjonctivale muqueuse agglutine les paupières, surtout le matin.

La sécheresse de la bouche est extrême et, paradoxalement, il n'y a pas de soif ; pourtant la langue est si sèche qu'elle colle au palais.

La localisation rhumatismale prédomine au niveau des épaules avec douleur dans le muscle deltoïde gauche.

Les douleurs sont aggravées par le temps humide et le mouvement, améliorées en s'enveloppant chaudement.

NUX MOSCHATA est une personne d'humeur changeante avec une tendance invincible au sommeil et une flatulence excessive de tout l'abdomen pendant ou immédiatement après les repas, témoin de l'atteinte digestive.

- *SANGUINARIA CANADENSIS*, médicament de migraines périodiques et de bouffées de chaleur chez la femme à la ménopause, présente aussi une sécheresse des muqueuses :
  - sécheresse oculaire avec sensation de brûlure intense ;
  - sécheresse buccale avec sensation de langue échaudée ;
  - brûlures gastriques ;
  - douleurs et raideurs au niveau de la nuque et l'épaule droite.

- *NATRUM MURIATICUM* associe :
  - une sensation de sécheresse oculaire ;
  - une sensation de sable, de cuisson ;
  - une sensation d'yeux trop gros pour les orbites ;
  - des paupières enflées dans leur partie supéro-externe ;
  - une sécheresse intense de la bouche avec soif insatiable contrastant avec le désir de sel ;
  - un aspect de la langue en carte de géographie.

– une constipation chronique témoin de la sécheresse de la muqueuse rectale.

A côté de ces quatre principaux médicaments de sécheresse oculaire, valorisés par les symptômes associés, de nombreux autres autres médicaments peuvent être indiqués ; leur choix plus complexe sera du recours du médecin homéopathe

• *NATRUM CARBONICUM* présente :

– une sécheresse extrême de la conjonctive aggravée après tout effort visuel, à la lumière et par la chaleur ;

– des yeux cernés ;

– des paupières gonflées.

Les symptômes sont en fait assez banals et ont besoin d'être valorisés par d'autres signes du médicament dont les plus importants sont :

– une extrême sensibilité à la chaleur de l'été et au soleil qui détermine faiblesse, épuisement et céphalée (mal de tête),

– une dyspepsie acide (mauvaise digestion accompagnée d'acidité) ;

– une tendance aux entorses par faiblesse articulaire, en particulier de l'articulation tibio-tarsienne (au niveau de la cheville) ;

– enfin une tendance à la dépression et à la mélancolie.

• *MEZEREUM*, médicament de zona au stade surinfecté, est également un médicament de sécheresse oculaire avec douleurs piquantes, aiguës, obligeant le patient à se frotter les yeux.

Un autre symptôme ophtalmologique de Mezereum, qui peut s'observer dans le contexte de l'œil sec ou en dehors de celui-ci, est la contraction spasmodique de la paupière supérieure gauche. Il existe d'autres médicaments de contraction spasmodique des paupières : *NUX VOMICA, CROCUS SATIVUS* et *PARIS QUADRIFOLIA*.

MEZEREUM présente aussi des symptômes de sécheresse buccale : brûlures intenses de la bouche et de la langue qui n'est chargée que d'un seul côté.

MEZEREUM est par ailleurs un médicament :

– de névralgie faciale violente ;

– de névralgies postzostériennes (c'est-à-dire à la suite d'un zona) ;

– d'éruption vésiculo-croûteuse.

Certains médicaments seront réservés aux poussées congestives aiguë, comme *ACONITUM NAPELLUS, BELLADONNA*.

Un certain nombre de médicaments de sécheresse oculaire isolée ou associée à d'autres manifestations du syndrome de Gougerot-Sjögren sont donc à notre disposition.

Ils seront utilisés en 5 ou 7 CH, à raison de 3 granules, 2 à 3 fois par jour.

Ils atténueront souvent de façon très appréciable les symptômes subjectifs, les symptômes inflammatoires, et parallèlement dans un certain nombre de cas amélioreront le test de Schirmer, témoin objectif de l'amélioration.

Le patient retrouvera un meilleur confort visuel, et pourra dans la majorité des cas espacer l'instillation des collyres, voire parfois les oublier !

Chapitre 3
Les kératites et les uvéites

Nous venons de quitter un chapitre dans lequel il a été souvent possible de donner des conseils thérapeutiques.

Dans ce nouveau chapitre nous allons aborder des affections oculaires qui imposent un diagnostic et un traitement impérativement établis par un ophtalmologiste.

Voici une anecdote qui illustre l'indispensable prudence à observer dans ces affections. Une patiente est venue me consulter pour une affection de la cornée. Il s'agit d'une kératite herpétique d'un œil ; elle a été traitée par son médecin homéopathe généraliste avec des médicaments homéopathiques qui n'ont pas suffi à traiter son herpès.

Lorsque je l'examine, je m'aperçois que l'infection virale a entraîné une « nécrose » (sorte de dégénérescence, de mort cellulaire) qui impose une greffe de cornée, mais le mauvais état de la cornée provoque, par la suite, le rejet du greffon. Cette évolution aurait sans doute pu être évitée si un ophtalmologiste avait pu prescrire d'emblée un médicament antiviral.

C'est pourquoi il s'agira essentiellement dans ce chapitre **d'informations** sur ces affections oculaires.

À chaque fois qu'un traitement homéopathique est possible il doit toujours être **associé** au traitement allopathique classique.

LES KERATITES

La cornée, cette coupole transparente qui permet le passage des rayons lumineux dans l'œil, est formée de plusieurs couches.

L'atteinte de la couche superficielle de la cornée appelée *épithélium* se traduit par des kératites dites superficielles ou épithéliales.

L'atteinte de la couche moyenne appelée *stroma* se traduit par des kératites dites profondes ou interstitielles.

Les kératites superficielles ou épithéliales

Le début est toujours brutal par une douleur vive de l'œil qui devient rouge, par de *la photophobie* ou intolérance à la lumière, du larmoiement, et souvent par *un blépharospasme* ou difficulté à ouvrir l'œil.

Comme toutes les kératites, elles constituent ***une urgence ophtalmologique***, avec recherche de la cause et traitement immédiat.

La transparence de la cornée, rappelons-le, est indispensable à la vision. Son atteinte peut être à l'origine d'une baisse de la vision plus ou moins importante.

Les causes de l'atteinte de l'épithélium de la cornée sont multiples. Les principales sont :

LES KÉRATITES TRAUMATIQUES

La projection d'un corps étranger nécessite son extraction à l'aide d'une aiguille spéciale stérile et sous microscope. **La projection d'un liquide toxique** impose le lavage immédiat et abondant avec du sérum physiologique pour tenter d'éviter des brûlures irréversibles. Il peut aussi s'agir d'un **coup d'ongle ou d'une érosion due au port d'une lentille cornéenne** dont il faut faire supprimer l'usage jusqu'à la cicatrisation.

Dans la plupart des cas, l'instillation de collyres cicatrisants et la mise au repos de l'œil sous pansement vont permettre à l'épithélium de cicatriser en quelques jours.

Certains médicaments homéopathiques peuvent être associés :

- *ARNICA*, médicament par excellence des traumatismes.
- *ACONITUM NAPELLUS*, médicament d'érosion superficielle, surtout chez les sujets qui amplifient leur réaction douloureuse.
- *APIS MELLIFICA,* quand les douleurs sont aiguës et piquantes, améliorées par les applications froides et que les paupières sont enflées ;
- *CINNABARIS,* si la douleur est sourde et lancinante, part de l'angle de l'œil et irradie vers l'angle en contournant le sourcil.

Ces médicaments seront utilisés en 5 CH, à raison de 3 granules 4 fois par jour jusqu'à cessation des symptômes.

LES KÉRATITES BACTÉRIENNES

Elles sont souvent la complication de conjonctivites mal soignées ou survenant sur un terrain fragilisé.

Etant donné la gravité des ulcérations et de leur séquelle, une antibiothérapie d'urgence, locale et parfois générale, s'impose.

Elles peuvent être en relation avec une infection de voisinage, dentaire ou O.R.L., qu'il faudra aussi traiter.

Si le patient est suivi par un ophtalmologiste rodé à l'homéopathie, celui-ci pourra associer des médicaments d'infection et d'ulcération, comme *BELLADONNA, MERCURIUS CORROSIVUS, KALIUM BICHROMICUM, ARGENTUM NITRICUM* et le biothérapique (préparation homéopathique) du germe responsable, s'il a été identifié, comme par exemple, *STREPTOCOCCINUM, STAPHYLOCCINUM, PNEUMOCOCCINUM*.

Mais seul l'ophtalmologiste est outillé pour surveiller l'évolution des kératites.

Les kérato-conjonctivites à adénovirus ont été traitées dans le chapitre consacré aux conjonctivites (voir pages 80-81).

De même que **les kératites allergiques** dont le traitement symptomatique se confond avec celui des conjonctivites allergiques (voir page 87).

Le traitement du terrain allergique sera conduit de la même manière. Il associera médicaments de fond, médicaments du mode réactionnel spécifique, biothérapique et désensibilisation sur le mode homéopathique par les isothérapiques (voir pages 91 à 95).

LES KÉRATITES VIRALES SONT LES PLUS PRÉOCCUPANTES

La kératite herpétique

Elle est la kératite virale la plus répandue dans nos pays.

L'herpès cornéen revêt le plus souvent l'aspect caractéristique d'une ulcération en forme de « dendrite » ou « en carte de géographie » facilement identifiée à l'examen au biomicroscope par l'ophtalmologiste qui met immédiatement en route le traitement antiviral spécifique tel qu'il est codifié et qui généralement permet la guérison de la poussée.

Mais les récidives sont malheureusement fréquentes, et imposent la reprise du traitement.

L'homéopathie trouve sa place dans la prise en charge ***du « terrain herpétique » entre les poussées.***

La stratégie ***des trois niveaux*** va faire rechercher par l'homéopathe les médicaments de fond, en fonction du profil psychosomatique du patient :

SEPIA, NATRUM MURIATICUM, ARSENICUM ALBUM sont souvent indiqués parmi d'autres. En effet ce sont des médicaments *du mode réactionnel tuberculinique* fréquemment retrouvés chez le sujet herpétique, ce qui n'exclut pas la responsabilité des autres modes réactionnels.

La prescription du biothérapique indiqué : *TUBERCULINUM, PSORINUM, MEDORRHINUM, LUESINUM* « coiffera » le traitement, associé à *VACCINOTOXINUM.*

Le but et le résultat sont d'espacer les poussées et d'en minimiser le déroulement.

Ce traitement du terrain est du ressort de l'ophtalmologiste homéopathe ou du généraliste homéopathe.

La kératite zostérienne

Elle complique le zona ophtalmique dans 40% des cas. Généralement contemporaine de l'éruption, son traitement se confond avec celui du zona et impose les antiviraux locaux et généraux.

La surveillance ophtalmologique doit être étroite, afin de permettre le dépistage rapide des éventuelles complications : extension au stroma cornéen (couche de tissu situé en dessous de l'épithélium), ou à l'iris et au corps ciliaire, réalisant une « irido-cyclite » (voir le schéma de l'œil p. 58).

Des médicaments d'éruption vésiculaire pourront être associés, tels *RANUNCULUS BULBOSUS, RHUS TOXICODENDRON, CROTON TIGLIUM, VACCINOTOXINUM*, choisis et prescrits par l'ophtalmologiste homéopathe ou l'homéopathe généraliste traitant, car leur choix relève du **2e niveau d'action**.

Dans les algies post-zostériennes (douleurs qui font suite au zona) plusieurs médicaments homéopathiques sont indiqués :

- *HYPERICUM PERFORATUM*, par son action sur les terminaisons nerveuses.
- *ZINCUM METALLICUM*, quand les douleurs sont tiraillantes et brûlantes avec sensation de fourmillement sous la peau et aggravation par l'absorption de vin.
- *KALMIA LATIFOLIA,* quand les douleurs sont brusques, fulgurantes et s'accompagnent d'engourdissements cutanés.

- *PARIS QUADRIFOLIA*, lorsque les douleurs sont lancinantes avec hypersensibilité cutanée et sensation d'engourdissement.
- *PRUNUS SPINOSA* est indiqué dans les douleurs à type de névralgies sus-orbitaire, élançantes et irradiant soit autour de l'œil, soit vers l'occiput (zone postérieure de la tête) avec sensation très particulière *de douleur fulgurante à travers le cerveau.*
- *SPIGELIA* répond aux douleurs de type paroxystique, déchirantes, brûlantes, aggravées par le mouvement, les secousses, le temps froid et humide, la fumée de tabac; améliorées par le repos et la chaleur; elles irradient vers l'orbite et parfois jusque dans les os de la face.

Le choix de ces médicaments se fera sur les symptômes et les modalités; ils seront utilisés en 5 CH, à raison de 3 granules 2 à 3 fois par jour.

LES KERATITES INTERSTITIELLES

Nous ne ferons que les citer — dans un but d'information — car elles imposent la prise en charge par l'ophtalmologiste et le généraliste.

Les kératites « disciformes » — nommées ainsi parce qu'une opacité en forme de disque obscurcit le centre de la cornée— sont le plus souvent dues à une complication d'une affection virale, en particulier herpétique. Comme les anti-viraux sont inefficaces, la corticothérapie s'avère indiquée à condition de suivre un protocole très précis sous une surveillance étroite.

Plus rarement ces kératites sont allergiques, leur traitement se confond alors avec celui de l'allergie.

Quant aux kératites inflammatoires dites « spécifiques » plus rares, elles sont d'origine tuberculeuse, syphilitique ou lépreuse. La corticothérapie a transformé leur pronostic, qui reste grave car les séquelles peuvent endommager la vision au point de nécessiter une greffe de cornée, mais restent heureusement rares.

●●●

LES UVÉITES

L'uvéite est une inflammation de « l'uvée » (voir photos 19 et 20, p. XXVII).

L'uvée est un ensemble de la même origine embryologique, le mésoderme, constitué par *l'iris, le corps ciliaire ou uvée antérieure et la choroïde ou uvée postérieure.*

En fonction du siège de l'inflammation on distingue donc :

- L'uvéite antérieure dans laquelle l'inflammation peut siéger:

  – au niveau de l'iris, réalisant un *iritis*,

  – au niveau du corps ciliaire réalisant une *cyclite*,

  l'atteinte des deux réalisant une *irido-cyclite.*

- L'uvéite postérieure dans laquelle l'inflammation siège au niveau de la choroïde, réalisant ainsi une *choroidite.*

Lorsque l'uvée antérieure et l'uvée postérieure sont simultanément atteints on parle « d'uvéite totale » avec, la plupart du temps, une inflammation du « vitré », ce liquide qui remplit le segment postérieur de l'œil et lui donne sa consistance (voir schéma de l'œil, page 23).

Les uvéites représentent encore aujourd'hui un défi diagnostique et thérapeutique pour l'ophtalmologiste. Les causes des uvéites sont en effet multiples et imposent de nombreuses investigations, car la découverte de la cause débouche sur un traitement spécifique, ou tout au moins sur celui qui est le mieux adapté.

LES UVÉITES ANTERIEURES OU IRIDO-CYCLITES

Elles vont se traduire par un certain nombre de symptômes :

- la rougeur de l'œil, plus marquée autour de la cornée (c'est le « cercle péri-kératique ») ;

- la douleur oculaire, d'intensité variable ; elle peut irradier à la région péri-orbitaire, et prendre un caractère névralgique ; elle peut s'accompagner de larmoiement ;

- le trouble visuel avec sensation de voile, de brouillard est plus ou moins important en fonction de l'intensité de l'inflammation.

Ce tableau doit faire consulter un ophtalmologiste qui recherchera par un examen au biomicroscope l'existence de cellules inflammatoires dans la chambre antérieure de l'œil (espace situé entre la cornée en avant et l'iris en arrière, et occupé par l'humeur aqueuse) ; il pourra même les compter, leur nombre, témoin du degré de l'inflammation, permettant de juger de l'évolution et d'adapter le traitement.

Le traitement sera établi en fonction de la cause qui devra être recherchée par le médecin à l'aide d'un certain nombre d'investigations cliniques et biologiques.

Les causes les plus fréquentes sont en rapport avec une maladie générale. Les causes rhumatismales viennent en tête : spondylarthrite ankylosante, arthrite rhumatoïde, uvéites rhumatismales de l'enfant. Les uvéites virales sont également fréquentes, ce sont les complications des kératites de l'herpès et du zona. Plus rarement, la tuberculose, la syphilis, les uvéites en rapport avec un foyer de voisinage, dentaire, oto-rhino-laryngologique, etc.

Toutes ces uvéites relèvent d'un traitement spécifique, élaboré et suivi par un ophtalmologiste en collaboration avec un médecin interniste.

L'homéopathie pourra être associée en tant que médication de terrain ou en synergie avec le traitement classique.

LES UVÉITES POSTERIEURES

Elles constituent un chapitre très important de la pathologie inflammatoire de l'œil, que nous schématiserons au maximum étant donné sa complexité et là encore dans un but essentiellement d'information, d'autant qu'elles font partie des affections du segment postérieur de l'œil.

Certains ophtalmologistes sont spécialisés dans les maladies de l'uvée, au point que fut crée en 1979 l'INTERNATIONAL UVEITIS STUDY GROUP aux U.S.A et en France en 1997 la SOCIETE D'OPHTALMOLOGIE D'IMMUNO INFECTIOLOGIE FRANÇAISE par les docteurs P. LE HOANG, et C.P. HERBORT et collaborateurs.

Ainsi, le pourcentage d'étiologies retrouvées qui était entre 30 et 35% en 1970 est passé, grâce à la rigueur des recherches, des études, au progrès des investigations, à environ 60%.

Du fait que l'inflammation intéresse le segment postérieur de l'œil, les symptômes doivent être recherchés, après dilatation de la pupille, par l'examen panoramique du fond de l'œil.

Le diagnostic sera orienté par l'aspect, la topographie des lésions et l'enquête étiologique (sur la cause). Le médecin devra se livrer à de nombreux examens tant cliniques que bactériologiques, sérologiques, immunologiques ou toutes autres investigations nécessaires.

C'est à ce prix, et en fonction de l'expérience du médecin, que pourra être découverte l'une des nombreuses causes de l'uvéite, parmi lesquelles nous citerons : la toxoplasmose, la sarcoïdose, la maladie de Behçet, la tuberculose, la syphilis, les affections virales, herpès, zona, cytomégalovirus et la redoutable nécrose rétinienne aiguë — que l'on rencontre surtout chez les immunodéprimés (sida) —, ainsi que certaines maladies auto-immunes.

Ces uvéites sont redoutables par leur tendance à la récidive et leur répercussion sur la vision. La stratégie thérapeutique ne cesse d'évoluer grâce à l'utilisation de nouvelles classes d'immunomodulateurs et de nouvelles techniques d'administration de corticoïdes. Le choix du traitement confronte le médecin au difficile dilemme bénéfice /risque.

Sauver la vision reste néanmoins essentiel en dépit des complications d'origine médicamenteuse.

Le rôle de l'homéopathie est d'essayer d'aider à faire mieux supporter le traitement et, par le biais de la prise en charge du « terrain », d'espacer et d'atténuer les poussées, en faisant appel, comme nous l'avons déjà décrit, à **nos deuxième et troisième niveaux d'abord,** mais toujours en tant que traitement classique auquel le traitement homéopathique ne peut se substituer.

2E PARTIE

Autres indications de l'homéopathie en ophtalmologie

Chapitre 4

Migraines ophtalmiques

On distingue :

- La migraine simple ou commune, qui représente 2/3 des cas.
- Les migraines avec « aura » (signes avant-coureurs) dont les deux types principaux sont :
  - la migraine avec aura ophtalmique,
  - la migraine précédée ou accompagnée de signes neurologiques transitoires.

Le diagnostic est fait sur les critères établis en 1988 par l'« International Headache Society » (I.H.S.).

L'ensemble des migraines atteint 10 à 20 % de la population, 18 % des femmes contre 6 % des hommes, et 5 à 10 % des enfants.

Les cas sont souvent familiaux : 50 à 70 % des migraineux ont au moins un parent migraineux.

Si ses deux parents le sont, l'enfant a plus de 60 % de risque d'être aussi migraineux et 20 % si un seul de ses parents l'est.

Nous verrons dans le cadre de cet ouvrage, les migraines avec aura ophtalmique que j'ai le plus rencontrées au cours de ma carrière.

La migraine ophtalmique est caractérisée par l'existence d'une **aura oculaire.**

D'autres signes précurseurs et annonciateurs peuvent précéder la crise de 24 à 48h. Ils sont extrêmement variables ; il peut s'agir :

- de symptômes psychiques mineurs, à type de troubles de l'humeur ;
- de troubles du sommeil : insomnie ou somnolence ;
- de troubles digestifs variés.

Souvent constants chez un même patient, ils annoncent la crise.

LA CRISE, de début brutal, de durée variable, de 1 heure à 24 heures, évolue typiquement en 3 phases :

LA PHASE VISUELLE

Dont l'expression la plus courante est *le scotome scintillant*, qui se traduit par *une tache* bordée d'une frange brillante en *zigzag*, de dimension variable. Elle peut s'étendre jusqu'à obscurcir une moitié du champ visuel, réalisant ainsi *une hémianopsie* (littéralement *demi-vision*). Suivant le territoire intéressé on observe un obscurcissement de la moitié droite du champ visuel de chaque œil, réalisant une « hémianopsie latérale homonyme droite ou gauche », ou beaucoup plus rarement l'obscurcissement intéresse la moitié supérieure ou inférieure du champ visuel, réalisant une « hémianopsie altitudinale ».

Mais il peut s'agir de troubles variés :

- simple éclair lumineux, taches brillantes éparses dans le champ visuel ;
- myodésopsies (vision de mouches volantes).

Au bout de 20 à 30 minutes les signes oculaires s'estompent puis disparaissent.

LA PHASE CEPHALALGIQUE vient ensuite

Il s'agit typiquement d'une *hémicrânie (moitié de la tête)*, de siège souvent opposé au scotome, frontale et sus-orbitaire (au-dessus des sourcils), plus rarement, temporale.

D'intensité variable, elle est souvent intense, battante, voire intolérable.

Elle est aggravée par la lumière, le bruit, l'exercice courant, confinant le patient au repos dans la pénombre et le silence.

Sa durée est variable, de quelques heures à 24 ou 48 heures.

LA PHASE DIGESTIVE

Associe ou alterne nausées et vomissements.

Toutes les phases peuvent s'accompagner d'un malaise général, de vertiges, de pâleur et disparaissent progressivement, souvent après une émission d'urine.

Le traitement classique de la migraine comporte :

- *Le traitement de la crise migraineuse* avec :
  - les antalgiques : aspirine, paracétamol ;
  - les AINS (anti-inflammatoires non stéroïdiens) ;
  - les dérivés de l'ergot de seigle ;
  - les triptans, plus récents, mais dont les nombreuses contre-indications et précautions d'emploi rendent la prescription difficile.
- *Le traitement dit « de fond »* est réservé aux migraines rebelles. Son choix est guidé par la pathologie associée.

  Par exemple :
  - bêta-bloquants en cas d'hypertension, avec leurs contre-indications ;
  - Laroxyl® ou autre antidépresseur avec le danger de prise de poids ;
  - Désernil®, avec risque de fibrose rétro-péritonéale.

La tendance actuelle est d'avoir davantage recours à une prise en charge psychothérapique ou comportementale.

Traitement homéopathique des migraines ophtalmiques

Devant les nombreux effets secondaires de beaucoup de ces traitements et le risque de l'évolution vers le mal de tête chronique quotidien par abus médicamenteux, nous préferons proposer à nos patients une panoplie de médicaments homéopathiques qui ont fait la preuve de leur efficacité dans la migraine ophtalmique.

Principaux médicaments des migraines ophtalmiques

- ***IRIS VERSICOLOR*** :
  - migraine frontale ;
  - précédée, soit d'une sensation de brouillard visuel, soit d'un zigzag lumineux dessinant des sortes de créneaux comparables aux fortifications érigées par Vauban ;
  - périodique ;
  - souvent le matin, déclenchée par un mouvement rapide ;
  - accompagnée de nausées, de vomissements et de brûlures de tout le tube digestif : brûlures d'estomac, vomissements brûlants visqueux et filants, diarrhée brûlante.

- ***CYCLAMEN EUROPAEUM*:**
  - migraine précédée de troubles de la vision : taches noires ou brillantes (nommées *phosphènes* par les médecins) ;
  - sensation de brouillard, diplopie (vision double) ;
  - survenue fréquente le matin au réveil ;
  - accompagnée de vertiges aggravés en marchant au grand air ;
  - de quelques nausées, peu de vomissements ;
  - chez des femmes déprimées dont deux des principaux symptômes sont : une scrupulosité exagérée, une irrégularité menstruelle.

- ***GELSEMIUM SEMPERVIRENS*:**

Médicament de mal de tête congestif des hypertendus, mais également important médicament de migraines ophtalmiques :

  - Migraine précédée de troubles de vision variés : brouillard, phosphènes, scotome scintillant, scotome hémianopsique, diplopie (voir ci-dessus les définitions) ;
  - s'accompagnant de phénomènes vasomoteurs : face congestionnée ;
  - les paupières sont lourdes et pesantes, ce qui accentue l'expression d'abrutissement du sujet.

La migraine est suivie et améliorée par une abondante émission d'urine.

- ***KALIUM BICHROMICUM*:**
  - Céphalée (mal de tête) précédée de troubles oculaires, taches ou brouillard devant les yeux qui disparaissent quand le mal de tête s'installe ;
  - céphalée d'abord frontale puis sus-orbitaire localisée en un point précis ;
  - aggravée par le froid, la lumière et le bruit ;
  - améliorée par la chaleur et la pression.

- ***NATRUM MURIATICUM*:**
  - migraine périodique survenant tous les deux à quatre jours avec sensation de battements violents dans la tête ;
  - précédée de troubles visuels : éblouissement, zigzags lumineux ;
  - installée dès le matin au réveil, elle peut aussi s'accompagner de troubles de la vue à la lecture ;
  - elle est aggravée vers 10h du matin, par la chaleur, par tout effort visuel.

- ***SEPIA*:**
  - les migraines peuvent être précédés de troubles visuels à type de scotome ;
  - la douleur est souvent localisée au-dessus de l'œil gauche et irradie vers l'occiput ;
  - généralement pressive, lancinante ou comme par un choc violent ;
  - aggravée par le travail intellectuel, la pression, le sommeil, l'exercice en plein air.

- ***SILICEA*:**

La migraine débute dans la nuque, irradie vers la région occipitale pour se fixer au-dessus d'un œil, plus généralement l'œil gauche.

Deux particularités :

- elle est améliorée en s'enveloppant chaudement la tête ;
- elle est *suivie* de troubles visuels à type de brouillard à la lecture, de sensation que les lettres se déplacent.

De plus :

- elle est aggravée par le moindre courant d'air, par le bruit, la lumière, le mouvement ;
- elle est améliorée par une miction abondante (comme *GELSEMIUM*).

- ***LYCOPODIUM*:**
  - la migraine ophtalmique est précédée de scotome hémianopsique latéral homonyme droit : en clair, le champ visuel est comme obturé du côté temporal à droite et nasal à gauche ; le sujet ne voit donc que la moitié gauche des objets ;
  - la céphalée peut-être occipitale battante ou temporale en étau ;
  - elle s'accompagne de troubles liés le plus souvent à une insuffisance hépatique et parfois aussi rénale.

- ***AURUM METALLICUM*:**

Les migraines sont :

- précédées ou accompagnées de troubles visuels, soit de diplopie (vue double), soit d'hémianopsie horizontale supérieure (le sujet ne voit que la moitié inférieure des objets), soit de phosphènes (taches noires ou brillantes) ;
- à type de douleurs osseuses profondes, térébrantes ;
- aggravées la nuit, par le toucher.

Ces différents médicaments de migraine ophtalmique seront choisis d'après les symptômes, et si le sujet migraineux est sensible à l'un de ces médicaments, il devra le prendre en 5 CH à raison de 5 granules, dès l'apparition des signes visuels, et le répéter toutes les demi-heures puis toutes les heures. Il pourra ainsi modifier le déroulement classique de la crise en atténuant et en réduisant la céphalée. Au bout d'un certain temps il pourra ainsi espacer progressivement les crises et les rendre plus supportables.

Traitement de fond des migraines

Si les signes migraineux sont associés à d'autres symptômes du profil psychosomatique de la personne, c'est-à-dire si la similitude est plus étendue, le médicament agira plus en profondeur, sera prescrit à des dilutions plus élevées et plus espacées, prenant le rôle de **médicament de fond,** correspondant ***à notre deuxième niveau d'action.***

La recherche des médicaments « du mode réactionnel spécifique » constitue *notre troisième d'abord.*

Dans la diathèse psorique

Deux médicaments du terrain migraineux :

- *SULFUR* est un médicament de migraines périodiques congestives ;
- *PSORINUM* est aussi un médicament de migraines périodiques congestives :

– précédées de taches noires devant les yeux, de photophobie ;

– commençant plus volontiers du côté gauche ;

– s'accompagnant de faim pendant la migraine ;

– aggravées par le moindre courant d'air ;

– améliorées en s'enveloppant chaudement la tête et en mangeant.

C'est un médicament d'alternances entre les maladies, d'extrême frilosité, de faible potentiel de défense.

Dans la diathèse tuberculinique

- TUBERCULINUM, le biothérapique, a des maux de tête intenses pouvant s'étendre, soit de l'œil droit vers la région occipitale droite, soit de l'œil droit vers l'oreille gauche ; la douleur est parfois comparée à un cercle de feu entourant la tête ; elles sont améliorées en mangeant.

Dans la diathèse sycotique

Nous retrouvons plusieurs médicaments de migraines :

- *NATRUM SULFURICUM* est le médicament des douleurs crâniennes post-traumatiques qui peuvent revêtir la forme de migraine.
- *THUYA* a des maux de tête sus-orbitaires ou temporaux dominant à gauche, parfois comparés à un clou enfoncé à petits coups, aggravés par la chaleur, améliorés par la fraîcheur.
- *MEDORRHINUM* est le médicament des migraines améliorées au bord de la mer, lorsque les douleurs, généralement frontales, s'accompagnent de nausées et de vomissements, d'une sensation d'une bande serrée autour du front, aggravée en se penchant en avant.

Dans la diathèse luétique

- *LUESINUM* présente un mal de tête linéaire, s'étendant d'une tempe à l'autre ; ou d'un œil à l'autre, débutant vers 16 heures, il augmente jusqu'à 23 heures, responsable d'insomnie qui s'atténue progressivement après minuit.

Tous ces médicaments de diathèse seront choisis dans la mesure où les symptômes migraineux s'intègrent dans la « pathogénésie » du remède (se référer aux définitions du chapitre Généralités, page 20).

DRAINAGES

- Le **drainage** (traitement des organes éliminateurs) sera souvent d'une grande utilité étant donné la fréquence des troubles vésiculaires et hépatiques, d'autant qu'il s'agit pour la majorité des cas de médicaments de migraines.
- *CHELIDONIUM MAJUS* présente :
  - des migraines bilieuses sus-orbitaires droites avec sensation de lien serré au-dessus des yeux ;
  - elles s'accompagnent de nausées et de vomissements ;
  - d'une douleur hépatique pressive irradiant à l'angle inférieur de l'omoplate droite,
  - de coloration jaune des conjonctives, des urines et des selles.
- *CHIONANTHUS VIRGINICA* est un médicament de migraines bilieuses périodiques, avec douleur sourde dans l'hypocondre droit (partie sous-costale dans la région de la vésicule biliaire), subictère (légère coloration jaune) : c'est un important médicament d'insuffisance hépatique.

- *CHINA* est également un bon draineur de mal de tête périodique intense, battant, avec sensation d'éclatement de la tête, hypersensibilité au bruit, aux odeurs, accompagnée de symptômes hépato-vésiculaires: épuisement profond, goût amer, anorexie, dégoût des aliments, distension abdominale, diarrhée jaunâtre indolore et épuisante.
- *PODOPHYLLUM* drainera les migraines bilieuses périodiques avec sensation de pression violente dans la tête améliorée par l'apparition de la diarrhée, douleur de l'hypocondre droit améliorée par les frictions, ce qui obligent le malade à se masser constamment.
- *PTELEA* est indiqué lorsque le mal de tête frontal s'accompagne d'une sensation d'élargissement de la tête pire le matin, de pesanteur ou de douleur de l'hypocondre droit, aggravé en étant couché sur le côté gauche, amélioré couché sur le côté droit.

Ces « draineurs » seront choisis en fonction de leurs modalités et utilisés en 3 ou 4 CH à raison de 30 gouttes 2 fois par jour.

L'étude physiopathologique fait comparer la migraine par certains auteurs à « un orage vasomoteur » dû à une double perturbation artérielle, affectant essentiellement, en ce qui concerne la migraine ophtalmique, le cortex (matière grise) occipital avec successivement:

- une première phase de constriction des vaisseaux, responsable de l'aura visuelle;
- une deuxième phase de dilatation des vaisseaux responsable de la phase migraineuse;
- une troisième phase serait liée un à un œdème périvasculaire et cérébroméningé localisé entraînant les troubles digestifs.

Cette analyse nous rappelle deux médicaments homéopathiques qui pourraient agir au niveau physiologique:

- *SECALE CORNUTUM* est un médicament de **constriction** des parois vasculaires, comme en témoigne le paradoxe de sa thermorégulation associant frilosité et intolérance à la chaleur;

  Il est souvent utile dans la maladie de Raynaud, liée à une vaso constriction des capillaires périphériques.

- *APIS MELLIFICA* correspondrait à **l'œdème périvasculaire de la 3e phase,** d'autant qu'il renferme des facteurs incriminés dans le mécanisme migraineux (dopamine, sérotonine).

Médicaments de douleur périorbitaire et oculaire sans aura

Un certain nombre de médicaments constitue une aide précieuse dans ces douleurs de la région oculaire :

- ***ASA FOETIDA :***
  - douleur périorbitaire et oculaire, vrillante, brûlante dont le trajet va du dedans vers le dehors ;
  - aggravée par la moindre pression, la nuit, améliorée au grand air.
- ***OREODAPHNE :***
  - douleur névralgique partant de l'angle interne de l'orbite puis s'étendant à travers le cerveau vers l'occiput ;
  - aggravée par la lumière, améliorée en fermant les yeux et par l'immobilité.
- ***ONOSMODIUM :***
  - douleur oculaire, sensation d'yeux lourds, tirés en arrière ;
  - mal de tête sus-orbitaire irradiant vers l'occiput avec sensation d'étau ;
  - aggravé par les efforts visuels, parfois accompagné de phosphènes (taches brillantes, étincelles) et de spasmes des paupières.
- ***SENEGA :***
  - douleur sus-orbitaire ou oculaire, sensation d'yeux très tendus ;
  - diplopie aux efforts visuels prolongés, « hyperphorie verticale », c'est-à-dire trouble de la motricité se traduisant par une ascension du globe oculaire au cours de l'occlusion de cet œil et qui est améliorée en penchant la tête en arrière.
- ***SPIGELIA :***
  - douleur de la moitié du crâne, de type névralgique, qui débute en général à l'occiput et se fixe au-dessus d'un œil, souvent le gauche ;
  - sensation d'œil trop gros pour l'orbite, *aggravation au moindre mouvement oculaire au point que le sujet doit tourner la tête pour regarder de côté.*
- ***LAC DEFLORATUM :***
  - mal de tête précédé de troubles visuels variés, de photophobie (crainte de la lumière) ;
  - sensation de battements irradiant du front à l'occiput ;
  - nausées, vomissements, aggravation par le lait, soulagement par l'émission d'urine.

Chapitre 5

Les cataractes

LES CATARACTES

Le cristallin, normalement clair et transparent, joue le rôle d'une lentille qui permet de focaliser les images sur la rétine.

La cataracte est liée dans la majorité des cas au vieillissement du cristallin et affecte environ 80 % de la population de plus de 60 ans, c'est la « cataracte liée à l'âge » : elle sera le sujet de ce chapitre.

Tout en sachant que des cataractes peuvent s'observer à la suite d'inflammations oculaires, en particulier les uvéites, à la suite de traumatismes et d'exposition à des rayonnements, après des traitements prolongés à la cortisone, au cours de certaines maladies endocriniennes telles que le diabète : ce sont les cataractes dites « secondaires ».

Il est également possible d'observer des cataractes chez l'enfant. On parle alors de cataracte congénitale, ce qui imposera souvent une intervention chirurgicale précoce, afin que l'enfant puisse développer sa vision. Le pronostic de ces interventions précoces s'est trouvé fortement amélioré lorsqu'on a commencé à équiper les jeunes enfants, voire les bébés, de lentilles de cornée.

Les cataractes liées à l'âge

De grands progrès ont été réalisés dans la connaissance de la biochimie du cristallin et ont permis de mieux comprendre le mécanisme de son vieillissement ainsi que les processus responsables de la cataracte.

Quels sont les symptômes évocateurs de la cataracte liée à l'âge qui vont amener le patient à consulter l'ophtalmologiste?

Ils varient en fonction du degré d'opacité du cristallin et de la localisation de la cataracte : sensation de baisse de vision surtout de loin, impression de mieux voir sans les lunettes de près, souvent interprétée comme une amélioration de la vue alors qu'il s'agit d'une modification de l'indice du cristallin responsable du développement d'une myopie, sensation de brouillard, de voile, parfois de diplopie (on voit double), ce qui peut se traduire par exemple par l'impression de voir deux ou trois lunes, photophobie (crainte de la lumière) souvent précocement gênante au cours de la conduite automobile: elle traduit la diffraction de la lumière sur les opacités du cristallin; le passage de l'ombre à la lumière s'avère de plus en plus gênante; les couleurs sont modifiées et perdent progressivement leur éclat, ce qui explique la variation des couleurs des tableaux de certains peintres atteints de cataracte.

Le cristallin comprend anatomiquement au centre *le noyau* cristallinien, à la périphérie le *cortex* et, entourant le tout, *une capsule*.

L'examen ophtalmologique après dilatation de la pupille permet d'individualiser, en fonction de la topographie de l'opacification, trois types de cataractes:

- la cataracte corticale, intéressant la périphérie (voir photo 21, p. XXVII);
- la cataracte nucléaire, opacifiant le noyau central (voir photo 22, p. XXVII);
- la cataracte sous-capsulaire postérieure opacifiant la partie postérieure du cristallin (voir photo 23, p. XXVIII).

La gêne et l'atteinte de la vision dépendent de la localisation des opacités. Il est évident que les opacités périphériques sont moins gênantes. L'évolution est également très variable; elle peut rester stationnaire pendant des années, évoluer plus rapidement en fonction de différents facteurs. Il a même été observé des améliorations spontanées: c'est dire la difficulté d'évaluer l'efficacité d'un traitement.

Ceci explique que la plupart des ophtalmologistes soient circonspects sur l'action des collyres ou traitements visant à combler les déficits incriminés en vitamines, en particulier A, C, B2, et en oligo-éléments.

Néanmoins, des stabilisations, voire des améliorations nous paraissent, à travers notre expérience, pouvoir être imputables au traitement homéopathique des cataractes «partielles», c'est-à-dire compatibles avec une vision suffisante, avant l'indication de la chirurgie.

Il existe quatre façons d'aborder homéopathiquement les cataractes partielles

1 Par application de la loi d'identité:

La connaissance de substances déclenchant une cataracte expérimentale telles que le galactose, l'alloxane, la naphtaline, l'ergot de seigle, permet de les utiliser à doses infinitésimales pour traiter les cataractes partielles.

Il s'agit dans ce cas de l'application de la « loi d'identité », c'est-à-dire qu'une substance donnée est susceptible, dans certaines conditions, de se comporter, une fois qu'elle a été diluée et dynamisée selon la méthode homéopathique habituelle, en antagoniste de cette même substance à dose toxique. Nous prescrirons donc *GALACTOSE*, ou *ALLOXANE, NAPHTALINUM* ou *SECALE CORNUTUM* en 7 CH, 3 granules une fois par jour.

2 D'après la morphologie des opacités :

Le progrès des techniques d'investigation a permis à certains ophtalmologistes homéopathes — comme le Dr A. Rouy — de préciser les indications des médicaments d'après l'aspect objectif des opacités examinées au microscope après dilatation de la pupille : siège, forme, disposition.

Par exemple les opacités corticales de *SECALE CORNUTUM* ont l'aspect de très fines stries périphériques régulièrement distribuées comme de petits traits rappelant la graduation du cadran d'une montre. Celles de *MAGNESIA CARBONICA* affectent la forme de grosses stries épaisses à leur base, auxquelles s'accolent de nouvelles stries moins larges à contours mal limités. Celles de *NAPHTALINUM* sont plus larges à leur base, longues et inégales ; elles s'affinent vers le centre où elles se chevauchent.

Cependant ces différents aspects des opacités constituent seulement une orientation vers le médicament qu'il faudra en outre en fonction d'autres signes associés et de « modalités » spécifiques.

3 C'est, pourquoi l'approche thérapeutique par l'homéopathie des cataractes liées à l'âge (C.L.A) se comprend mieux à la lumière des **connaissances biochimiques moléculaires et métaboliques des cristallins vieillissants.**

Le vieillissement est dû à un certain nombre de facteurs responsables d'un trouble nutritif du cristallin et à son opacification.

L'analyse de ces facteurs oriente vers certains médicaments de cataracte et permet d'en mieux comprendre l'action.

- *Le déséquilibre osmotique*

Nous savons que la teneur en eau augmente dans le cristallin cataracté, dans la cataracte liée au diabète, dans les cataractes post-traumatiques et par irradiation ; il s'agit de cataractes dites « osmotiques ».

Des médicaments homéopathiques de troubles du métabolisme hydrique seront indiqués :

NATRUM MURIATICUM, NATRUM SULFURICUM, DULCAMARA.

- *Le déséquilibre électrolytique*

Dans 70% des cataractes on note une augmentation du sodium et une baisse du potassium dans le cristallin.

Il s'ensuit un déséquilibre des forces osmotiques responsables de cataracte surtout corticale.

NATRUM MURIATICUM est encore indiqué.

- *Transformation protéique*

Dans les cataractes nucléaires les protéines solubles de haut poids moléculaire se transforment en protéines de bas poids moléculaire qui en s'aggrégant forment les opacités.

Les ions calcium jouent un rôle dans le passage des protéines solubles en forme insoluble : ce sera l'indication de *SILICEA* et des *CALCAREA* (sels de calcium) : *CALCAREA CARBONICA, CALCAREA PHOSPHORICA, CALCAREA FLUORICA*.

- *Les perturbations enzymatiques*

Elles sont dues aux métaux lourds, aux oxydants, à certains métabolites dont l'environnement alimentaire, urbain... est responsable.

- Enfin il existe *des facteurs caractogènes ou aggravants*
  - le diabète ;
  - l'hypertension artérielle ;
  - la malnutrition ;
  - la surcharge pondérale ;
  - l'hyperlipidémie, (augmentation des lipides dans le sang), la dyslipidémie (troubles du métabolisme des lipides) ;
  - l'abus de tranquillisants (barbituriques, phénothiazines) ;
  - l'abus d'alcool, de tabac.

4 La quatrième façon de traiter les cataractes est de rechercher le médicament de fond du patient, qui présente des opacités du cristallin.

Je pense, pour plus de clarté, illustrer cette façon de procéder par un essai de schématisation :

1er cas

Une patiente consulte pour des troubles de la vision et l'examen détecte une cataracte corticale.

Par ailleurs, elle se plaint de lourdeur des paupières, de conjonctivite chronique qui s'avère en rapport avec une sécheresse de la muqueuse oculaire, mais aussi de faiblesse générale, de maigreur, de malnutrition, et s'accuse d'un altruisme exacerbé.

Le médicament indiqué est *CAUSTICUM*.

○ **2e cas**

Le patient se plaint de mal voir au crépuscule, surtout entre16 et 20 heures, de sensation de buée avec gêne à la lecture pire à droite.

Les opacités périphériques confirment une cataracte débutante plus nettement du côté droit.

Le patient est frileux, irritable et souffre d'insuffisance hépatique. Ces symptômes, associés à la modalité horaire d'aggravation, et à la latéralité droite dominante évoquent *LYCOPODIUM*.

○ **3e cas:**

La cataracte reste le motif de la consultation, mais le fait qu'elle survienne chez un patient frileux, souffrant de névralgies sus-orbitaires, de tics douloureux des paupières, de troubles gastro-intestinaux avec spasmes et hyperacidité, oriente vers *MAGNESIA PHOSPHORICA*.

○ **4e cas:**

Il s'agit d'une femme qui présente une cataracte nucléaire d'évolution lente.

Les problèmes d'insuffisance veineuse (varicosités, varices), l'insuffisance hépatique, la ptose, c'est-à-dire une tendance à la descente des organes (intestins, organes génitaux), le caractère triste, indifférent, dépressif indiquent *SEPIA*.

Ces quatre exemples illustrent le caractère individuel de chaque cas de cataracte, où le choix du médicament sera orienté par les signes associés. Celui-ci s'avérera le médicament de fond du sujet et traitera la cataracte en même temps que les autres symptômes. Cette stratégie correspond à notre deuxième niveau d'abord.

○ **Enfin, le traitement du vieillissement, comportera l'utilisation de:**

BARYTA CARBONICA, médicament d'artériosclérose d'autant plus indiqué qu'une sclérose des vaisseaux rétiniens est associée à la cataracte et à une myopie.

Il s'agit souvent de sujets lents, frileux, congestifs, présentant des troubles de mémoire, de l'hypertension artérielle.

CALCAREA FLUORICA, médicament de sclérose, d'arthrose.

- **Le troisième niveau des médicaments du mode réactionnel** permettra de compléter ces différents abords de traitement des cataractes.

Parmi les médicaments « sycotiques »

THUYA est un médicament de cataracte sous-capsulaire postérieure et sera particulièrement bien indiqué si le patient présente les autres signes de ce que l'on a déjà décrit sous le terme de « trépied sycotique » :

– l'hydrogénoidisme, c'est-à-dire la rétention d'eau ;

– des infections récidivantes et chroniques ;

– une tendance aux proliférations bénignes (verrues, par exemple).

NATRUM SULFURICUM et *KALIUM CARBONICUM* sont deux autres médicaments d'hydrogénoïdisme.

Parmi les médicaments psoriques

- Le choix entre *SULFUR, ARSENICUM ALBUM, PSORINUM* se fera en fonction des autres symptômes de ces médicaments.
- *SULFUR* convient particulièrement aux opacités cristalliniennes sous-capsulaires postérieures mais le médecin sera très prudent dans sa prescription : 5 CH maximum, une fois par mois.

DRAINAGES

- **LES DRAINAGES** seront toujours associés selon l'organe qui élimine mal :

➾ *BERBERIS, CHELIDONIUM, HYDRASTIS* seront utilisés en basse dilution : 3 ou 4 CH, 3 granules ou 30 gouttes une fois par jour.

Cet abord homéopathique des cataractes s'avère complexe, et peu propice à l'automédication.

Deux observations vont encore illustrer la difficulté de cette stratégie.

- **1re observation:**

Madame K. Evelyne, âgée de 70 ans, a consulté dans son département un ophtalmologiste qui lui a parlé d'un début de cataracte. Toujours soignée à l'homéopathie elle est venue nous consulter.

L'acuité visuelle est égale à 8/10 à droite, 7/10 à gauche. L'examen au microscope montre des opacités sous-capsulaires postérieures, le fond de l'œil est aperçu à travers un voile, mais il est normal.

L'interrogatoire a précisé l'existence de migraines débutant dans la nuque et irradiant vers la région occipitale pour se fixer au-dessus de l'œil gauche. La patiente est améliorée en s'enveloppant chaudement la tête.

Mme K. est menue, frileuse, aggravée par le moindre courant d'air, et se défend mal contre les infections.

Prescription : *SILICEA* en 7 CH une fois par jour pendant un mois, puis en doses de 15 CH les 1er et 3e dimanches du mois pendant 3 mois.

Un draineur hépatique et du terrain tuberculinique, *SOLIDAGO* 3 CH, est ajouté à raison de trente gouttes 2 fois par jour.

Au cours de contrôles effectués tous les six mois, nous avons constaté une amélioration progressive de son acuité visuelle qui est passée de 8/10 à 10/10 à droite, et de 7/10 à 9/10 à gauche, et un éclaircissement de son cristallin.

Conjointement, son état général s'est amélioré, les migraines se sont espacées.

2e observation

Dans cette seconde observation, la baisse de l'acuité visuelle était nettement plus importante que dans le cas précédent.

Mme P. Blanche est âgée de 69 ans lorsqu'elle nous consulte pour la première fois. Son acuité visuelle est en effet égale à 3/10 à droite et 5/10 à gauche.

L'examen montre l'existence d'une cataracte corticale bilatérale plus marquée à droite, dont les opacités cunéiformes (en forme de coin) sont irrégulièrement réparties sur les deux yeux.

L'interrogatoire nous révèle que Mme P. est frileuse, sujette aux pertes de mémoire, a tendance à maigrir. Elle se plaint de troubles digestifs à type de ballonnement, de constipation et de troubles articulaires chroniques.

Prescription : *BARYTA CARBONICA* et *CAUSTICUM* en 7 CH, 3 granules, alternés un jour l'un, un jour l'autre, et *NATRUM MURIATICUM,* une dose-globules en 15 CH le dimanche.

Un an après le début du traitement, l'acuité visuelle est passé de 3/10 à 4/10 à droite et de 5/10 à 7/10 à gauche et s'est maintenue ainsi pendant plusieurs années. De ce fait l'intervention chirurgicale n'a pas été nécessaire, d'autant plus que la vision de près s'était suffisamment améliorée pour permettre une vie normale à Mme P...

Ces observations confirment l'évaluation globale de nos résultats. Elles montrent que l'amélioration est d'autant plus marquée que l'atteinte lésionnelle est moins profonde. On peut en conclure également que cette amélioration dépend du choix des médicaments adaptés, non seulement à l'aspect local de la cataracte, mais aussi à l'ensemble des manifestations générales du patient et à son mode réactionnel spécifique, ce qui revient à appliquer notre stratégie des trois niveaux.

Cela souligne, bien évidemment, la nécessité, pour établir un traitement de cataracte, d'avoir recours, soit à un ophtalmologiste homéopathe, soit à un homéopathe généraliste en relation avec l'ophtalmologiste.

Quand faut-il opérer ?

La limite inférieure de l'acuité visuelle n'est pas un critère absolu pour décider de la nécessité de l'intervention. C'est le retentissement de la baisse de la vision sur la vie quotidienne du patient qui permet de poser l'indication opératoire. En effet 3/10 ou 4/10 peuvent être compatibles avec une vie normale chez un sujet entre 70 et 80 ans, assez sédentaire, alors que 6/10 s'avérera un handicap important chez un patient plus jeune en activité, en particulier s'il est précocement gêné par la conduite automobile, ce qui est souvent le cas.

La décision opératoire dépend donc de la demande du patient, à qui le médecin devra bien faire préciser son degré de handicap et l'informer des progrès de la chirurgie grâce à l'avènement de la micro chirurgie et des implants.

Pour la petite histoire, si les implants ont révolutionné la chirurgie de la cataracte, le mérite en revient à un ophtalmologiste anglais le Docteur Ridley qui a constaté, après la seconde guerre mondiale, que les débris de cockpit dans les yeux des pilotes de la R.A.F. étaient bien tolérés par l'œil. Il eut l'idée d'utiliser un matériau comparable pour fabriquer ce qu'on a d'abord appelé les cristallins artificiels : le premier implant fut posé en 1956.

De nombreux progrès ont été réalisés depuis dans le choix des matériaux et par la technique de « phaco-émulsification ». Elle consiste à utiliser les ultrasons pour pulvériser et extraire le cristallin à travers une incision si minime que les points de suture ne sont plus nécessaires et les complications exceptionnelles.

Action de la nutrition et des compléments alimentaires dans la cataracte

Il ne fait aucun doute qu'une alimentation riche en anti-oxydants (vitamines C, E, sélénium, caroténoides) aide à lutter contre le vieillissement de nombreux organes dont le cristallin, comme semble le confirmer le Pr Beaudoin, chef de service au Centre National d'ophtalmologie des Quinze-vingts de Paris : « L'intérêt des anti-oxydants a été largement prouvé sur les animaux pour la cataracte et sur l'homme pour la DMLA (dégénérescence maculaire liée à l'âge)... J'adhère complètement à l'idée qu'un régime alimentaire sain, proche du régime crétois, est bénéfique pour prévenir toutes sortes de maladies, en particulier celles de l'œil, même si l'on manque encore parfois de preuves scientifiques. »

Nous ajoutons aux différents traitements proposés l'organothérapique (préparation homéopathique de l'organe) *CRISTALLIN* en 7 CH, à raison de 3 granules par jour, par cures de 20 jours par mois, renouvelables suivant l'évolution.

Chapitre 6

Les glaucomes

Ce vaste chapitre comportera beaucoup d'éléments d'information, le recours à l'ophtalmologiste étant indispensable dans toutes les formes de glaucome.

Il intéressera les personnes atteintes de glaucome ou connaissant dans leur famille ou parmi leurs amis des personnes également atteintes. Il peut également intéresser des ophtalmologistes curieux de connaître les possibilités de l'homéopathie dans le glaucome et, bien entendu, tous les homéopathes, pour lesquels il est indispensable de bien connaître les indications et les limites de l'homéopathie dans le glaucome.

Le glaucome congénital primitif doit être diagnostiqué le plus tôt possible chez l'enfant. Il est lié à une malformation embryonnaire ; le diagnostic est facilement évoqué devant l'aspect saillant des globes oculaires du petit enfant mais il devra être confirmé par un examen sous anesthésie générale et le traitement est toujours chirurgical.

Les glaucomes dits secondaires relèvent de mécanismes divers : dégénératif, inflammatoire, vasculaire, traumatique, tumoral ou toxique.

Nous n'insisterons pas sur ce vaste chapitre d'ophtalmologie pour nous limiter aux deux formes les plus courantes de glaucome :

- le glaucome primitif par fermeture de l'angle (GFA) ;
- le glaucome chronique primitif à angle ouvert (GPAO).

LE GLAUCOME PRIMITIF PAR FERMETURE DE L'ANGLE

Il est lié à une anomalie constitutionnelle de l'œil : œil petit dont la chambre antérieure est étroite, comme c'est souvent le cas chez les hypermétropes.

L'humeur aqueuse, sécrétée par le corps ciliaire, est évacuée par une sorte de grillage situé au fond de l'angle irido-cornéen (entre l'iris et la cornée) et qui est étroit.

Sous l'influence de différents facteurs physiologiques ou médicamenteux — dont la composition aura des effets comparables à l'atropine, c'est-à-dire entraînera une mydriase (dilatation de la pupille) — surviendra un adossement de l'iris au cristallin empêchant le passage de l'humeur aqueuse de la chambre postérieure à la chambre antérieure de l'œil et son évacuation au niveau de l'angle irido-cornéen: ce mécanisme appelé *blocage pupillaire* est la cause de la ***crise de glaucome aigu, dit «par fermeture de l'angle»***.

La violence de la douleur, l'intensité de la rougeur, la chute de la vision, l'œdème (gonflement) de la cornée responsable d'un aspect glauque de l'œil, la mydriase (dilatation de la pupille), orientent vers le diagnostic: la palpation du globe oculaire confirme l'hypertonie oculaire que seule la tonométrie (prise de la tension oculaire) pourra confirmer.

L'existence de symptômes associés réflexes, nausées, vomissements, douleurs abdominales, peuvent égarer le diagnostic.

La crise de GFA impose un *traitement d'urgence en milieu hospitalier* suivant le protocole classique: faire baisser la pression et lever le blocage pupillaire par une iridotomie, c'est-à-dire en pratiquant une mini-perforation à la périphérie de l'iris qui permet la reprise de la circulation de l'humeur aqueuse.

Dans certain cas, cette crise aiguë est précédée de troubles visuels divers et transitoires: perception de halos colorés, de taches brillantes, d'irritation oculaire. Ils doivent faire consulter un ophtalmologiste qui recherchera l'étroitesse de l'angle grâce à un miroir spécial (technique de la gonioscopie), recherche qui sera systématique s'il y a des *antécédents familiaux de GFA*.

Mais il y a aussi des cas où le patient consulte pour des symptômes apparemment banals — impression de sentir son œil, d'irritation, de larmoiement— qui vont égarer le diagnostic, car la pression intra-oculaire est normale, mais si on l'examine, l'angle est étroit: il s'agit d'un glaucome chronique à angle étroit.

Actuellement le diagnostic d'angle étroit impose une iridotomie au laser préventive de la fermeture de l'angle et de la crise de GFA.

•••

LE GLAUCOME CHRONIQUE PRIMITIF À ANGLE OUVERT (GPAO)

C'est le plus fréquent des glaucomes. Il est encore responsable de 10 à 15 % de cas de cécité dans les pays industrialisés. Son caractère insidieux et asymptomatique rend son dépistage indispensable, dépistage que seul l'ophtalmologiste peut effectuer par la mesure de la pression intra-oculaire.

C'est généralement à l'occasion d'une consultation pour un début de presbytie vers 45 ans que la découverte est faite, sauf lorsqu'il existe des antécédents familiaux connus de GPAO, mais aussi en cas de myopie, de diabète ou d'autres facteurs qui font consulter plus tôt.

Le glaucome primitif à angle ouvert est fondamentalement différent du GFA.

Il se caractérise en effet par :

- l'ouverture de l'angle irido-cornéen ;
- l'absence de phénomènes inflammatoires et douloureux ;
- l'absence de baisse de la vision ;
- l'évolution sur un mode chronique et insidieux.

La *découverte de l'élévation de la pression intra-oculaire* (PIO) constitue un symptôme d'alerte dès qu'elle atteint 20 mm de mercure. Elle doit faire rechercher l'existence d'un retentissement de cette PIO sur le nerf optique lui-même et sur la couche des fibres optiques.

○ L'examen du fond d'œil décèle des modifications plus ou moins importantes de la papille optique (zone de la rétine où s'abouche le nerf optique) en fonction du stade évolutif du GPAO, l'excavation et l'atrophie optique témoignant d'une longue évolution (voir photos 24 et 25, p. XXVIII).

Il est possible de préciser ces résultats grâce à un analyseur automatique de la papille optique.

○ *L'étude du champ visuel* est indispensable au diagnostic.

Actuellement, les « périmétries automatiques informatisées » permettent d'apporter des informations sur l'analyse du champ visuel et de détecter précocement des troubles de la sensibilité rétinienne à des stades susceptibles de stabilisation, ou même parfois réversibles, avant l'extension de scotomes et d'amputations irréversibles.

Traitement médical du GPAO

Il se confond encore avec les moyens d'abaisser la PIO, soit en diminuant la sécrétion d'humeur aqueuse (H.A.), soit en augmentant son excrétion.

De nombreuses molécules sont à la disposition des ophtalmologistes avec leurs propriétés pharmacodynamiques et leurs effets secondaires propres :

1. Les cholinergiques

Ils furent longtemps au centre de la pharmacopée anti-glaucomateuse : ce sont les « myotiques », dont *la pilocarpine* (extraite de Pilocarpus Jaborandi) est le chef de file. Ils agissent en facilitant l'élimination de l'H.A.

De nombreux effets secondaires, myosis (rétrécissement de la pupille), troubles de l'accommodation, maux de tête, douleurs des yeux, larmoiement, irritation oculaire, ainsi que leur contre-indication chez le myope liée au risque de décollement de rétine, ont réduit leur utilisation à des cas particuliers et aux cas d'intolérance aux autres molécules.

2. Les adrénergiques

L'adrénaline et les dérivés adrénaliniques apparus dans les années 1950, très actifs, facilitent l'écoulement de l'H.A.

Ils sont souvent malheureusement mal supportés. Ils entraînent des effets secondaires, aussi bien locaux, mydriase, maux de tête, brûlures, congestion oculaire que généraux, troubles du rythme cardiaque, HTA, accidents vasculaires et cardiaques.

Une autre classe d'adrénergiques dits « sélectifs » — tel l'*iopidine* — réduit de façon importante la sécrétion d'H.A. et son activité se poursuit pendant tout le nycthémère (24 heures sur 24), mais son effet allergisant. La fréquence de la sécheresse buccale et nasale par effet systémique réduit également son utilisation aux hypertonies après divers traitements au laser.

L'autre molécule — la brimonidine (Alphagan®) — est mieux tolérée. La prudence est néanmoins indiquée chez les patients présentant des antécédents cardiovasculaires sérieux.

3. Les bêta-bloquants (B.B.)

La découverte de l'effet hypotenseur des B.B. remonte à une trentaine d'années. Ils furent prescrits par voie orale avec de nombreux effets secondaires.

Les expérimentations de différents collyres aboutirent à la commercialisation du collyre Timolol®, en 1978 en Suisse et aux Etats-Unis, et en 1979 en France.

Ces collyres abaissent la pression intra-oculaire grâce à une inhibition de la sécrétion de l'humeur aqueuse par blocage des récepteurs bêta 2-adrénergiques du segment antérieur de l'œil.

Lors de leur appartition, ils constituèrent un apport considérable pour les patients glaucomateux par leur efficacité et leur bonne tolérance locale.

Il existe, aujourd'hui, plusieurs classes pharmacodynamiques de B.B. Leur sélection est fonction de l'expérience de l'ophtalmologiste et de la réaction du patient.

Mais leur utilisation est limitée par les effets secondaires généraux :

- cardiaques : ralentissement du cœur, arythmie, syncopes ;
- broncho-pulmonaires : bronchospasmes redoutables chez les asthmatiques, obstruction bronchique ;
- vasculaires : constriction des petites artères, en particulier des coronaires (artères qui irriguent le cœur).

Ces affections doivent être diagnostiquées avant la mise en œuvre d'un traitement par B.B. car elles constituent une contre-indication.

Parmi d'autres effets secondaires : fatigue musculaire, diminution de la libido, troubles dépressifs, perturbation du métabolisme des lipides.

4. La dernière molécule née dans le traitement du GPAO fait partie de la classe des prostaglandines

Depuis la découverte des prostaglandines (P.G.) par von Euler en 1934, on a identifié plus de vingt P.G. naturelles réparties en neuf classes qui induisent des réponses biologiques multiples, variables, parfois même antagonistes.

Au début des années 1980, il a été démontré que les PG F2α réduisent expérimentalement la PIO sur les yeux humains à pression oculaire normale et à pression élevée.

Le latanoprost est une prostaglandine de synthèse — dérivée de la PG F2α — commercialisée sous la forme d'un collyre nommé Xalatan®. Son mode d'action est tout à fait original et consiste à ouvrir une voie annexe de drainage de l'humeur aqueuse, la voie uvéo-sclérale, et à faire baisser la PIO en augmentant l'évacuation de l'humeur aqueuse par cette voie.

Ce collyre est prescrit à la dose d'une seule instillation par jour, le soir au coucher.

Il n'y a pas, à ce jour, d'effet systémique (général) connu. La tolérance oculaire paraît bonne, elle est comparable à celle des bêta-bloquants.

Le seul problème est celui d'un effet secondaire dischromique : possible pigmentation de l'iris, en particulier chez les patients dont les iris sont de coloration mixte : bleu ↔ marron, gris ↔ marron, vert ou jaune ↔ marron.

Cet effet est dû à une augmentation de la teneur en mélanine des mélanocytes du stroma (tissu) de l'iris et est irréversible.

D'autres molécules plus récentes et ayant le même mode d'action, commercialisées sous le nom de Travatan®, et de Lumigan® n'auraient pas cet inconvénient.

5. Les inhibiteurs de l'anhydrase carbonique (I.A.C.)

Leur chef de file est l'acétazolamide (Diamox®). Ils réduisent la sécrétion d'humeur aqueuse d'environ 40% à 60% par voie générale mais ils ont des effets secondaires bien connus : acidose métabolique (acidification du sang) responsable d'altérations de l'état général et de lithiase (calculs) urinaire et rénale, baisse du potassium à l'origine de paresthésies (troubles de la sensibilité) des extrémités et d'une faiblesse musculaire.

Ils sont actuellement supplantés par la mise sur le marché d'I.A.C. locaux : la dorzolamide à 2% (Trusopt®), et la brinzolamide (Azopt®).

La dose journalière est de deux instillations, ce qui correspond à une quantité négligeable par rapport à celle apportée par l'acétazolamide par voie orale et améliore considérablement le profil de tolérance générale.

Les effets indésirables sont donc surtout locaux : brûlures à l'instillation, démangeaisons, conjonctivite allergique notée chez environ 6% des patients.

LE TRAITEMENT MÉDICAL DU GPAO comporte donc actuellement le choix entre de nombreuses molécules :

- Les collyres bêta-bloquants restent la prescription de première intention sauf en cas de contre-indications où un collyre à base de dérivé de la prostaglandine sera prescrit d'emblée ;

- lorsque les résultats sont insuffisants, il est possible d'associer plusieurs molécules à condition qu'elles ne soient pas de la même classe thérapeutique ;
- les intolérances aux différents collyres sont beaucoup plus liées à la toxicité des conservateurs qu'à la molécule elle-même et se traduisent par des réactions allergiques et des syndromes de sécheresse oculaire ;

  Il est donc impératif d'utiliser des collyres en uni doses sans conservateurs.

Traitement chirurgical du glaucome à angle ouvert

Lorsque le GPAO s'avère impossible à équilibrer médicalement pour toutes les raisons évoquées, c'est-à-dire sans baisse suffisante de la pression intra-oculaire, avec aggravation du champ visuel et altération de la papille optique, se pose l'indication de l'intervention chirurgicale :

- la trabéculoplastie au laser-argon ou yag, pour faciliter la filtration au niveau du trabéculum (région de l'œil qui réabsorbe l'humeur aqueuse) ;
- la chirurgie : la trabéculectomie classique qui consiste à effectuer une sorte de soupape pour permettre à l'humeur aqueuse de s'évacuer sous la conjonctive ou la sclérectomie profonde, technique plus récente.

Quelles que soient les méthodes utilisées, collyre, laser, chirurgie, elles n'agissent que sur *le facteur de risque pressionnel* et non sur les facteurs vasculaires et les vasospasmes. L'espoir réside dans la recherche de molécules capables d'agir sur ces différents facteurs.

En effet actuellement, la plupart des spécialistes du glaucome font de l'hypertonie « un facteur de risque ». Néanmoins, une élévation modérée et isolée (c'est-à-dire sans atteinte des paramètres du glaucome) de la PIO peut ne pas être une indication absolue pour une mise en route d'un traitement.

Rappelons que, statistiquement, 4 à 10% des patients au-dessus de quarante ans présentent une élévation de la PIO et moins de 1% ont un GPAO.

Inversement, l'absence d'hypertonie n'exclut pas le glaucome : c'est le cas des glaucomes à pression normale (GPN) ou à basse tension.

D'où l'importance de déterminer :

- la PIO cible pour chaque individu (G. Douglas) ;
- ou le degré de tension nocive (A. Béchetoille) ;

en fonction de l'atteinte du nerf optique, c'est-à-dire des modifications de la papille du nerf optique et du champ visuel.

Les autres facteurs du GPAO

A côté du rôle de l'HPIO, les spécialistes du glaucome insistent sur d'autres facteurs.

Les facteurs vasculaires

Soupçonné depuis la découverte du GPN par De Graefe il y a plusieurs années, le rôle de la pression de perfusion dans la tête du nerf optique a été remis à l'ordre du jour.

Plusieurs mécanismes peuvent perturber la pression de perfusion :

- l'hypertension artérielle ;
- l'hypotension artérielle fréquente la nuit ;
- l'hypotension orthostatique, c'est-à-dire une baisse de la pression artérielle en passant de la position allongée à la position verticale ;
- l'artériosclérose, responsable de perturbations de l'artère centrale de la rétine.

D'où l'intérêt de demander l'avis du cardiologue pour faciliter le diagnostic et le traitement de ces facteurs.

Les vasospasmes

- vasoconstriction au niveau des vaisseaux de la tête du nerf optique ;
- vasospasmes périphériques responsables de la maladie de Raynaud, de migraines, de maladie angineuse.

Tous ces spasmes favorisent la mauvaise irrigation et la dégénérescence des cellules ganglionnaires de la rétine et du nerf optique, ce qui va se traduire par des modifications de la papille à l'examen du fond d'œil, donc au cours d'un examen ophtalmologique le plus souvent pour un contrôle de lunettes, car le GPN ne se traduit par aucun trouble de la vision, sauf à un stade très évolué.

Le dépistage du GPN comme celui du GPAO nécessite les investigations déjà citées ; mais en cas d'hésitation devant une hypertonie limite ou une papille suspecte, l'ophtalmologiste vérifiera la pression oculaire à différentes heures de la journée, voire de la nuit, car elle varie au cours du nycthémère (séquence de 24 heures), et également l'épaisseur de la cornée par « pachymétrie », mesure récente mais indispensable car cette épaisseur peut faire surestimer ou sous-estimer la pression oculaire.

•••

PLACE DE L'HOMEOPATHIE DANS LE TRAITEMENT DES HYPERTONIES OCULAIRES ET DU GLAUCOME A ANGLE OUVERT (GPAO)

Il faut bien distinguer *l'hypertonie isolée ou essentielle et le glaucome chronique à angle ouvert confirmé*, car la stratégie thérapeutique sera différente dans les deux cas.

Dans les hypertonies essentielles modérées

Confirmées par le contrôle de la PIO à plusieurs reprises sur 24 heures (courbe de PIO), par l'absence de modifications du nerf optique et des fibres optiques, par la normalité du champ visuel automatisé, j'adopte une attitude d'expectative *sous surveillance de tous les paramètres du GPAO.*

Ceci à condition d'exercer une surveillance « armée », ce qui a en outre l'avantage de revoir le patient régulièrement et de court-circuiter la non observance.

Cependant il n'existe pas de médicament homéopathique de l'HPIO.

Le traitement sera donc celui du terrain de la personne dont la PIO n'est pas dans les « normes ». Il s'agit souvent de sujets anxieux, surmenés, susceptibles, méticuleux, ou encore émotifs, mal adaptés au stress de la vie quotidienne. Ces différents profils témoignent d'un certain déséquilibre vagosympathique qui peut engendrer des modifications de la sécrétion d'humeur aqueuse, elle même modulée par le système neurovégétatif (système nerveux autonome qui règle automatiquement — sans que l'on en ai conscience — le fonctionnement des différents organes).

Nous ferons donc appel à des médicaments tels que *NUX VOMICA, IGNATIA, GELSEMIUM, ACTEA RACEMOSA, AMBRA GRISEA, MOSCHUS,* médicaments correspondants à ces différents profils.

Ces médicaments seront choisis d'après leurs symptômes spécifiques.

Ils seront complétés par les médicaments de fond et ceux indiqués par le mode réactionnel spécifique, suivant nos **deuxième et troisième niveaux d'abord**.

Dans le GPAO

Confirmé par les modifications des différents paramètres du GPAO : HPIO, modifications de la papille, modifications du champ visuel.

La stratégie thérapeutique sera différente.

Il est en effet aussi grave de prescrire d'emblée des collyres à vie dans les HPIO essentielles, compte tenu de la contrainte et de leurs effets secondaires des collyres, que de ne pas traiter par des molécules dont on connaît l'efficacité un GPAO sous peine d'une perte d'axones irréversible.

Le traitement homéopathique du GPAO sera donc un *traitement associé* au traitement classique.

Traitement local

L'ophtalmologiste choisit en première intention d'un bêta-bloquant, s'il n'y a pas de contre-indications, à la concentration la plus faible, en unidose matin et soir, soit toutes les douze heures.

En cas de contre-indication, un collyre dérivé des prostaglandines, Xalatan®, Travatan® ou Lumigan®, une fois par jour, généralement le soir au coucher.

Le réajustement se fera en fonction de l'évolution des paramètres du GPAO : modification de la concentration initiale, changement de classe thérapeutique ou encore association de deux types de molécules différentes.

Traitement homéopathique

Les médicaments locaux du GPAO

Le GPAO étant par définition muet et insidieux, ce sont rarement sur des signes fonctionnels qu'il sera suspecté.

Les signes qui peuvent amener à consulter sont en fait liés à des troubles de l'accommodation (ajustement de la vision selon la distance) ou de la vision binoculaire (des deux yeux à la fois), sans rapport avec la GPAO et vont indiquer des médicaments tels :

- *SPIGELIA*, en cas de sensation de pression oculaire, d'œil augmenté de volume, de douleur sus-orbitaire, prédominant souvent à gauche, pire le matin et aggravée par les mouvements oculaires.
- *PHYSOSTYGMA*, en cas de maux de tête sus-orbitaires aggravés par les efforts visuels.
- *JABORANDI*, est intéressant car les symptômes spasmodiques sont comparables à ceux induits par l'instillation de pilocarpine.

➾ ***Ces médicaments seront utilisés en 5 CH, à raison de 3 granules une ou deux fois par jour.***

Les médicaments homéopathiques du GPAO confirmé

Là encore, il n'y à pas de médicaments homéopathiques locaux qui permettent de faire baisser la pression oculaire.

Le choix est guidé par la connaissance des différents facteurs du GPAO associé ou non à une HPIO, comme dans le cas des glaucomes à pression normale, qui sont en fait liés à des *ischémies* (raréfaction du sang) *chroniques des nerfs optiques* et qui posent de difficiles problèmes thérapeutiques.

C'est pourquoi nous allons essayer d'agir sur les différents facteurs responsables des troubles circulatoires du nerf optique.

Médicaments homéopathiques des facteurs vasculaires et sclérogènes (responsables de sclérose)

- *AURUM METALLICUM, CALCAREA FLUORICA, BARYTA CARBONICA, PLUMBUM, LACHESIS, SULFUR, PHOSPHORUS, ARNICA, LUESINUM.*

Médicaments homéopathiques des troubles de l'autorégulation vasculaire responsable des variations de la pression artérielle

- Nous disposons de deux médicaments d'hypotension artérielle nocturne : *CRATAEGUS* EN 4 CH, *STROPHANTUS* EN 3 CH.

Médicaments homéopathiques des vaso-spasmes

Ce sont des médicaments de vasospasmes dès extrémités que l'on retrouve dans la maladie de Raynaud :

- *PULSATILLA, SECALE CORNUTUM, IGNATIA, ZINCUM METALLICUM, NUX VOMICA* et, peut-être *PROTAGLANDINES E2* EN 9 OU 15 CH.

Ajoutons deux médicaments dont l'efficacité sur ***le système nerveux central et le nerf optique*** en font des thérapeutiques de premier plan du GPAO :

- *PHOSPHORUS, GELSEMIUM.*

Enfin, deux médicaments ***de stase veineuse*** dont l'action pourrait être liée à une gêne à la circulation de l'humeur aqueuse au niveau des veines de la sclérotique par où elle s'évacue :

- *PULSATILLA, SEPIA.*

Ces médicaments ne peuvent être prescrits que par un médecin ophtalmologiste homéopathe ou un médecin homéopathe en relation avec l'ophtalmologiste, comme nous l'avons déjà spécifié à propos d'autres affections ophtalmologiques. Eux seuls peuvent déterminer le médicament indiqué en fonction du contexte du patient et de la similitude entre le patient et le médicament.

Quelques cas cliniques vont permettre d'illustrer cette démarche

- 1er cas :

Chez madame Danièle M.P., 41 ans, a été diagnostiqué une pression intra-oculaire limite à 20 mm Hg et des déficits discrets à l'examen du champ visuel, ce qui a entraîné la prescription d'un collyre bêta-bloquant à la concentration de 0,50%.

Elle vient me consulter car elle voudrait ne pas avoir à instiller des gouttes dans ses yeux. Il n'y a pas d'antécédents de glaucome familial connu. L'interrogatoire retrouve des symptômes qui pourraient me guider vers un médicament en résonance avec le profil de cette patiente : sa tendance à grossir, sa fatigabilité, une certaine intolérance à la chaleur, son tempérament émotif, timide, craintif m'indiquent comme médicament de fond *PULSATILLA,* que je prescris en dose une fois par semaine en 9 CH et *GELSEMIUM* en 7 CH le soir car il correspond bien à son émotivité excessive et est un bon médicament de glaucome.

Chez cette patiente suivie pendant 4 ans, avec mise à jour de la première prescription en fonction des symptômes, la PIO se stabilisera entre 16 et 17 mm Hg sans collyre et le champ visuel se normalisera.

- 2e cas :

Madame Paulette**, âgée de 48 ans, est suivie depuis 1980 pour une gêne visuelle liée à des opacités du cristallin débutantes en période préménopausique. Ses médicaments de fond sont *LACHESIS* et *GELSEMIUM*.

En 1994 la pression intra-oculaire s'élève à 22, mais le champ visuel automatisé ne montre pas de déficit patent. Les premiers déficits apparaissent en 1996. Cette patiente présente peu de symptômes hormis une hypotension générale peu favorable pour son nerf optique, et qui indique deux médicaments de tension générale trop basse : *STROPHANTUS* et *CRATAEGUS* en basse dilution 3 CH. Une reprise de son émotivité me fait prescrire à nouveau *GELSEMIUM*.

Aucun collyre n'a été prescrit. La pression oculaire oscille entre 17 et 20 et l'évolution du champ visuel est favorable.

○ 3e cas :

Il s'agit d'un cas de glaucome confirmé par l'atteinte du champ visuel donc traité par un collyre bêta-bloquant et suivi de 1985 à 1999.

La stabilisation de la pression intra-oculaire n'étant pas obtenue avec les collyres, un traitement homéopathique a été associé. Les médicaments prescrits furent les médicaments de fond correspondant au profil du patient et de leur affinité pour le nerf optique, *SULFUR, PHOSPHORUS, GELSEMIUM*.

Ils permirent de stabiliser la pressions oculaire et le champ visuel sur la longue période pendant laquelle dura le suivi thérapeutique.

A la lumière de ces trois cas certaines conclusions s'imposent.

A propos des deux premiers cas, il vaut mieux, quand il y a une hypertonie oculaire isolée, ne pas utiliser d'emblée un collyre hypotenseur. Un traitement homéopathique peut faire baisser cette pression.

Mais il faudra se méfier de considérer une PIO comme normale après un premier examen, car la pression intraoculaire varie au cours du nycthémère (cycle de 24 heures). C'est dire qu'il faudra faire plusieurs mesures à des heures différentes pour dépister d'éventuels pics pressionnels. Il faudra aussi tenir compte de l'épaisseur de la cornée qui modifie les valeurs de la P.I.O par la mesure de celle-ci (pachymétrie).

Au moindre doute sur l'aspect de la papille, il pourra s'avérer nécessaire de pratiquer une analyse des fibres optiques par des examens complémentaires.

Le diagnostic d'hypertonie « essentielle » (sans cause apparente) étant posé, le traitement homéopathique pourra être proposé mais son instauration demande les compétences d'un ophtalmologiste bien rodé à l'homéopathie ou d'un homéopathe généraliste en relation avec l'ophtalmologiste traitant.

Dans le troisième cas, le diagnostic de GPAO impose la prescription d'un collyre hypotenseur, de préférence en unidose afin d'éviter les conservateurs. En ce qui concerne le traitement homéopathique il s'agira toujours d'**un traitement associé,** dont l'application demande les mêmes compétences que celles exigées dans l'abord des hypertonies essentielles. Le médecin contribuera à mieux stabiliser le glaucome en s'adressant au terrain psychosomatique du patient en faisant appel aux **deuxième et au troisième d'abord**.

Chapitre 7

Dégénérescence maculaire liée à l'âge

La dégénérescence maculaire liée à l'âge (DMLA) est une maladie dégénérative de la rétine, évolutive et invalidante. Elle atteint de manière sélective la macula, partie centrale de la rétine où la densité des cellules visuelles appelées « cônes » permet l'acuité visuelle maximale et en particulier la lecture, alors que les autres cellules appelées « bâtonnets » assurent la vision périphérique.

La DLMA est responsable de l'atteinte de la vision centrale chez environ 10% des personnes entre 50 et 60 ans, chez 50% après 80 ans.

Elle est donc au centre de la recherche et de l'expérimentation en ophtalmologie.

Sa gravité et son évolution dépendent du type de la dégénérescence (voir photos 26, 27, 28, 29, 30, p. XXXI et XXXII).

Trois formes ont été décrites :

- *Une forme précoce* caractérisée par la présence de « drusen » bien identifiés à l'examen du fond de l'œil ; il s'agit de taches jaunâtres, arrondies, de taille et de nombre variables autour de la macula. Souvent héréditaire, cette forme représenterait 20 à 30 % des cas.

- *La forme atrophique*, dite « sèche », caractérisée par des modifications de l'épithélium pigmentaire, couche qui sépare la couche vasculaire ou « chorio-capillaire » de la couche des cellules rétiniennes. L'épithélium pigmentaire joue un rôle de filtre et sert de dépôt du matériel de dégradation des cellules visuelles usées. Cette forme représenterait 50 à 60 % des cas.

- *La forme exsudative* ou « humide », caractérisée par le développement de vaisseaux sanguins anormaux, les néo-vaisseaux, appelée également pour cette raison « forme néo-vasculaire ». Leur paroi beaucoup plus fine que celle des capillaires normaux laisse filtrer le sérum et le sang à l'origine d'œdème (gonflement), d'hémorragies qui désorganisent la structure de la rétine maculaire et entraînent une altération de la vision. Cette forme représenterait 10 à 30 % des cas.

La localisation de ces néo-vaisseaux (NV) est variable et leur traitement diffère en fonction de cette localisation.

On distingue :

- les néo-vaisseaux rétiniens (NV), accessibles à la photocoagulation par laser, selon un protocole rigoureux en fonction leur distance par rapport à la macula ;
- les néo-vaisseaux choroïdiens (NVC), dont certains sont visibles à l'angiographie ; d'autres plus profonds, non visibles et taxés d'« occultes », deviennent identifiables par l'angiographie pratiquée avec un colorant spécial, le vert d'indocyanine.

Leur traitement sera différent en fonction de leur situation par rapport au centre de la macula appelé « fovéa ».

Quels sont les signes évocateurs de l'atteinte de la macula ?

- la déformation des lignes droites qui deviennent ondulées ;
- l'apparition de petites zones ou les lettres ne sont pas vues ;
- à un stade plus évolué, une tache, ou « scotome », masque la vision de près ; l'apparition brutale de ce scotome doit faire craindre une complication : décollement de l'épithélium pigmentaire ou hémorragie.

Le diagnostic sera posé :

- par la recherche sur une sorte de grille de déformations des lignes droites ou de zones de « non-vu »(test d'Amsler) ;
- par l'examen du fond d'œil après dilatation de la pupille ;
- par l'angiographie fluorescéinique qui va permettre, grâce à l'injection intra-veineuse d'un colorant fluorescent et la prise de clichés répétés de la rétine, de suivre sa progression dans les vaisseaux et de détecter toute anomalie des vaisseaux ainsi que la présence de néo-vaisseaux (vaisseaux nouvellement formés).

Les traitements

Classiquement, il n'existe pas de traitement des formes atrophiques.

Les traitements ne concernent que la forme exsudative et utilisent essentiellement ***la photocoagulation au laser*** qui a pour but d'*occlure les néo-vaisseaux* par une élévation thermique tissulaire.

Leur traitement sera différent en fonction de leur situation par rapport au centre de la macula, appelé « fovéa », et obéit à un protocole rigoureux.

Les lasers les plus couramment utilisés sont les laser argon et krypton.

Les études d'efficacité démontrent que le traitement au laser des néo-vaisseaux visibles est plus efficace que l'abstention thérapeutique pour essayer de prévenir la dégradation de la vision.

Les indications du traitement par laser se sont élargies grâce à la possibilité de visualiser les néo-vaisseaux occultes par l'angiographie au vert d'indocyanine.

Quant aux néo-vaisseaux situés en arrière de la macula, ils étaient inaccessibles jusqu'à la découverte de la *Visudine®* ou vertéporfine, substance photosensibilisante qui s'accumule de manière sélective dans le système néo-vasculaire. Sa perfusion par voie intraveineuse est suivie d'une irradiation laser infrarouge suivant un protocole bien précis.

Ce traitement, appelé *thérapie photodynamique* est réservé aux « néo-vaisseaux choroidiens rétrofovéolaire » à prédominance visible.

Il faut savoir que, pendant les 48 heures qui suivent l'injection de vertéporfine, les patients doivent éviter de s'exposer au soleil et aux éclairages de forte intensité, porter des lunettes de protection normalement délivrées par le praticien, pour éviter les effets indésirables possibles : troubles de la vision et symptômes généraux à type de nausées, douleurs lombaires, asthénie, qui sont réversibles après 48 heures.

En ce qui concerne le NVC occultes rétrofovéolaire, *la thermothérapie trans pupillaire (TTT)* consiste en un tir de laser infrarouge faiblement dosé.

Les traitements chirurgicaux, exérèse, translocation maculaire, sont réservés à des cas rebelles aux traitements décrits et donnent des résultats fonctionnels souvent décevants.

De nouveaux traitements pharmacologiques les « antiangiogénes » ouvrent de nouveaux espoirs pour les patients atteints de DMLA : ils consistent à tenter de bloquer le facteur de croissance responsable de la prolifération des néo-vaisseaux en injectant dans le vitré une substance qui neutralise le processus.

•••

PLACE DU TRAITEMENT HOMEOPATHIQUE

Il est indiqué dans les formes sèches, atrophiques et colloïdes

Il fait appel à des médicaments de vieillissement et de dégénérescence tissulaire :

- *CAUSTICUM, CALCAREA FLUORICA, PLUMBUM, PHOSPHORUS, BARYTA CARBONICA*, parmi les principaux; ils seront choisis en fonction des symptômes généraux de vieillissement, et seront utiles pour traiter parallèlement les facteurs de risque, hypertension, artériosclérose, et autres problèmes circulatoires.

Dans les formes « humides », séreuses et exsudatives

Il sera associé ou alternera avec le traitement laser.

- Parmi les médicaments indiqués certains s'adresseront à la fragilité capillaire, comme *ARNICA*.

D'autres essayeront de limiter la fuite, à travers la paroi trop perméable des néo-vaisseaux, de leur contenu :

- soit du sérum, à l'origine d'œdème (gonflement) de la macula, bonne indication de *GELSEMIUM*,
- soit du sang, à l'origine d'hémorragies, dont les principaux médicaments seront *LACHESIS, PHOSPHORUS, BOTHROPS, HAMAMELIS*.

Quant à la néo-vascularisation elle-même, elle indiquera :

- *AURUM METAL, LUESINUM, THUYA, SULFUR*.

Dans la plupart des cas le choix du médicament se confond :

- avec la recherche du médicament de fond correspondant à notre **2e niveau d'abord**,
- et du médicament du mode réactionnel correspondant à notre **3e niveau d'abord**, qui conduira aux biothérapiques (médicaments homéopathiques préparés à l'avance à partir de produits apthologiques) spécifiques du terrain.

⇨ Enfin, dans tous les cas, il est conseillé d'ajouter un extrait organothérapique de RÉTINE diluée à la 7e CH à la dose de 3 granules par jour.

INTERET DES COMPLEMENTS ALIMENTAIRES

Le « stress oxydatif » est incriminé dans la DMLA.

En fait, le stress oxydatif peut toucher l'organisme dans son entier. Lors du métabolisme cellulaire, l'oxygène moléculaire conduit à la formation de « radicaux libres oxygénés » (RLO) qui sont doués d'une grande réactivité et peuvent provoquer, par des phénomènes d'oxydation, des lésions cellulaires. A l'état physiologique, la haute réactivité des RLO est compensée par de nombreux systèmes anti-oxydants. On parle de stress oxydatif ou oxydant lorsque ces systèmes régulateurs sont débordés et que l'équilibre entre la production de RLO et leur neutralisation est rompu.

La peau et l'œil sont particulièrement concernés par ce mécanisme de production radicalaire car ils sont directement exposés aux radiations ionisantes.

La rétine présente plusieurs caractéristiques qui la rendent plus vulnérable aux stress oxydatif. Très vascularisée, elle est le tissu qui consomme le plus d'oxygène dans le corps, créant une source potentielle de radicaux libres. De plus elle subit une irradiation massive par la lumière, la longueur de la lumière bleue étant particulièrement néfaste.

D'où la recherche et les études menées dans le domaine de la supplémentation par les « anti-oxydants ».

Parmi ceux-ci :

Le sélénium

Il est un des co-facteurs, avec le zinc et le cuivre, dont la présence est indispensable à la synthèse des enzymes spécifiques des systèmes antioxydants circulants.

Le sélénium a fait l'objet d'une étude par le « Center for nutrition and Food safety, School of Biological Sciences, University of Sorrey, Royaume Uni » (M.P. MRayman) qui insiste sur son rôle anti-oxydant et anti-inflammatoire et sur l'étroitesse *de la fenêtre thérapeutique,* conseillant un apport alimentaire ou complémentaire de 400 à 450 µg/jour. »

L'étude en double aveugle versus placebo réalisée par les laboratoires des Granions dans les DMLA conclut à l'influence statistiquement positive du sélénium aux doses pharmacologiques de 0,960 µg/jour.

Mais il est possible de trouver l'apport en sélénium dans l'alimentation :

APPORTS ALIMENTAIRES EN SÉLÉNIUM	
CHAMPIGNONS	1400 µg
FRUITS DE MER	
moules	300 µg
crevettes, poissons	200 µg
huîtres	80 µg
HUILE D'OLIVE et FRUITS OLÉAGINEUX	210 µg
VIANDE	60 à 160 µg
CÉRÉALES COMPLÈTES	100 µg
RAISINS SECS	80 µg

Rôle des acides gras :

Différentes études américaines dont l'A.R.E.D.S.(Age-related Eye Disease Study), mais aussi hollandaises, australiennes, françaises (Créteil, étude N.A.T. 1) concluent à l'importance des acides gras poly-insaturés à longue chaîne de la famille des oméga 3, dans la prévention et le ralentissement de la DMLA.

Leur action s'explique par leur rôle dans la structure même des photo-récepteurs rétiniens, leur renouvellement et l'élimination des déchets de leur usure.

Les populations — Japon, Islande — qui consomment beaucoup de poissons riches en oméga 3 sont protégés de la DMLA exsudative.

Les poissons sauvages sont riches en oméga 3. EPA et DHA font partie de la famille des oméga3.

ALIMENTS	EPA ET DHA quantité pour 100 g
Poissons gras des mers froides	1,5 – 3 mg
Fruits de mer	0,2 – 0,4 mg
Poissons maigres	0,2 – 0,3 mg

Zinc et vitamines anti-oxydantes

Le zinc est un cofacteur (il renforce l'action) des enzymes intervenant dans le captage des radicaux libres. Il intervient également dans le métabolisme des pigments visuels.

Une autre étude randomisée de l'A.R.E.D.S. (rapport 8) portant sur 3640 sujets conclut à l'intérêt d'une supplémentation en zinc et anti-oxydants :

- réduction significative de la dégradation du score de l'acuité visuelle (de l'ordre de 27 %) ;
- réduction du risque de progression des formes déjà avancées de DMLA.

Composition et doses administrées :

Zinc	80 mg
Vitamine C	500 mg
Vitamine E	400 UI
Bêta-carotène	15 mg

ce qui représente une posologie très importante difficilement compatible avec les recommandations en vigueur en France.

Voyons où se trouve le zinc dans l'alimentation :

ALIMENTS	ZINC quantité pour 100g
Foie	4 mg
Légumes secs	2,5 mg
Pain complet	5 mg
Viande rouge	4 mg
Crustacés	2 mg
Huîtres – coquillages	20-30 mg
Jaune d'œuf	4 mg
Escargots – rognons	2,5 mg
Volaille – porc	2,5 mg

Les vitamines E et C

Elles ont un rôle de piégeur de radicaux libres.

La vitamine E est un anti-oxydant, elle possède un rôle protecteur du stress oxydatif. Plusieurs études expérimentales ont montré le lien entre carence en vitamine E et dégénérescence rétinienne.

La vitamine C est aussi un anti-oxydant qui permet en particulier de régénérer la vitamine E oxydée.

Son action au niveau de la rétine maculaire n'a pas été significativement démontrée ; mais elle fait partie du cocktail de micro nutriments de l'étude AREDS.

ALIMENTS	VITAMINE C quantité pour 100g
Agrumes	40-50 mg
Kiwi	80 mg
Fraises	60 mg
Poivron	100 mg
Jus d'orange	30-50 mg
Chou vert	120-180 mg
Chou de Bruxelles	90-150 mg
Chou-fleur	60-80 mg
Brocoli	90-150 mg
Epinards	50-90 mg

ALIMENTS	VITAMINE E quantité pour 100g
Huiles végétales	30-100 mg
Margarines végétales	10-80 mg
Germe de blé	22 mg
Olives vertes	1,5-2 mg
Olives noires	5 mg
Fruits et légumes	< 1 mg

Les Caroténoïdes – lutéine et zéaxanthine

Les caroténoïdes sont des pigments solubles dans les lipides, hautement insaturés, dont la structure leur confère une grande capacité à capter les radicaux libres. Ils possèdent donc un effet anti-oxydant notable.

Le caroténoïde utilisé dans l'étude AREDS, le bétacarotène, n'est pas le meilleur antioxydant de la classe des carotènes et son utilisation est déconseillée chez les fumeurs, en raison d'une augmentation du risque de cancer.

On lui préfère donc des caroténoïdes plus performants, la lutéine et la zéaxanthine, qui appartiennent à la classe des caroténoïdes xanthophylles, les caroténoïdes jaunes.

Composants du pigment maculaire, ils sont concentrés dans les 1000 µm centraux de la rétine. Un de leur rôle est d'atténuer le stress oxydatif toxique contre la macula. Leur concentration est également maximale au centre de la macula, appelée pour cela *macula lutéa (jaune).*

Leur diminution a été mise en évidence dans la DMLA.

ALIMENTS	LUÉTINE/ ZÉAXANTHINE µ/100g
Chou frisé	39,550
Epinards	11,938
Navet	8,440
Chou galicien	8,091
Laitue	2,635
Broccoli	2,445
Courgette	2,125
Maïs	1,800
Choux de Bruxelles	1,590
Petits pois	1,350
Haricots verts	640
Carotte	358
Chou	310
Nectarine	243
Céleri	232

Orange	187
Tomate	130
Papaye	75
Pêche	57
Melon	40
Jaune d'œuf	25
Raisin	13
Lait maternel	1
Pastèque	1

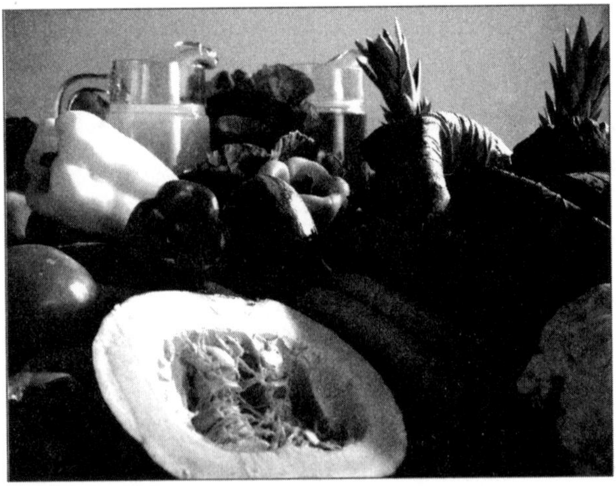

Aliments riches en lutéine et zéaxanthine.

Certains auteurs ont montré que les suppléments alimentaires de lutéine provoquaient une augmentation de la concentration de la lutéine dans le sérum et de la densité optique du pigment maculaire.

D'autres auteurs ont évalué la répercussion sur la densité de ce pigment d'une supplémentation à raison de 30 mg de lutéine par jour pendant 140 jours. Après 20 jours de traitement la densité du pigment maculaire s'est accrue de 20 à 40 %. Après l'arrêt de la supplémentation, l'augmentation

NDE: Tableaux illustrant les compléments alimentaires (p. 158, 159, 160, 161, 162) : avec l'aimable autorisation du Dr Jean Michel Lecerf.

de la densité optique de pigment s'est poursuivie pendant 50 jours, permettant une réduction de 30 à 40% de la quantité de lumière qui atteint les photo-récepteurs de la macula.

Ces deux caroténoïdes se retrouvent dans l'alimentation: *œufs, épinards, brocolis, maïs*. Un apport quotidien de 10mg de lutéine durant 4 semaines augmente la densité du pigment de 5 %.

Grâce à de nombreuses recherches et études cliniques, dont celles de l'A.R.E.D.S., les compléments alimentaires ont acquis leur droit de cité en ophtalmologie.

Si les doses utilisées dans le rapport 8 de l'AREDS ne sont pas compatibles avec les recommandations en vigueur en France, la nouvelle génération de compléments alimentaires à visée oculaire propose aujourd'hui une association d'anti-oxydants enrichie en oméga 3 et en lutéine.

Je pense qu'une supplémentation est indispensable dès les premiers signes de DMLA mais aussi à des stades plus évolués et dans toutes formes de DMLA, associée aux traitements par photocoagulation au laser lorsqu'ils sont nécessaires et aux médicaments homéopathiques indiqués.

Une telle stratégie à visée multiple répond à cette pathologie multifactorielle de plus en plus fréquente à cause de l'allongement de la longévité.

En ce qui concerne la population non atteinte de DMLA il faut conseiller d'éviter les facteurs du stress oxydatif: le tabac, l'alcool, l'excès de lipides dans le sang (réduction de la consommation des acides gras saturés et végétaux), l'obésité (diététique et activité physique régulière) et d'adopter une alimentation riche:

- en anti-oxydants;
- en acides gras poly-insaturés respectant l'équilibre oméga 6 / oméga 3;
- en caroténoïdes privilégiant la lutéine.

Chapitre 8

Essai de réponses à quelques problèmes oculaires

Ce chapitre abordera des sujets qui m'ont paru être en mesure d'intéresser le lecteur et répondre à certaines questions qu'il pourrait se poser.

Les sujets choisis sont :

- l'œil de l'enfant ;
- la myopie ;
- les mouches volantes, les corps flottants.

L'ŒIL DE L'ENFANT

Quand conseiller aux parents de consulter un ophtalmologiste pour leur enfant ?

Rappelons les étapes de la vision de l'enfant :

- le nouveau-né ne distingue presque rien ; sa vision est inférieure à 1/10 : il perçoit toutes les formes dans un brouillard ;
- il ne commence à reconnaître sa mère visuellement qu'au bout d'environ trois semaines ;
- ce n'est qu'a trois mois qu'il arrive à fixer et suivre un objet (car il commence à accommoder) ;
- progressivement, sa vision augmentera avec la croissance de l'œil pour n'atteindre 10/10 que vers l'âge de 4 ans.

Donc, avant 3 mois, il n'est impératif de consulter que dans trois circonstances :

1. Les yeux du bébé sont très saillants, anormalement gros (buphtalmie) et le diagnostic de glaucome congénital doit être redouté, surtout s'il y a des antécédents familiaux.

2. Il existe un reflet blanchâtre dans l'orifice normalement noir (pupille) situé au centre de l'iris (partie colorée de l'œil) qui doit faire redouter :

- une tumeur ;
- une cataracte congénitale.

3. La pupille ne se contracte pas à la lumière ; cette absence de réflexe appelé « photo-moteur » doit faire rechercher :

- une anomalie du nerf optique et des voies optiques ;
- une atteinte de la rétine centrale.

Après trois mois :

1. La principale raison de consulter est l'existence d'**un strabisme** ; l'enfant louche.

Ce défaut peut exister dans les trois premiers mois, mais il est le plus souvent lié à la mauvaise acuité de l'enfant et au fait qu'il n'utilise pas encore son accommodation (adaptation de la vue à diverses distances).

Cepandant, s'il persiste après trois mois, même de manière intermittente, il faut consulter l'ophtalmologiste qui recherchera :

- une anomalie de la vision : myopie, hypermétropie, astigmatisme ;
- une faiblesse d'un œil : une manœuvre simple la mettra en évidence :
  - si l'on cache l'œil qui voit mal, l'enfant utilisant son bon œil ne réagira pas,
  - si l'on cache l'œil qui voit bien, il réagit souvent brutalement en retirant la main qui cache son bon œil et en pleurant car il voit mal.

L'intérêt de diagnostiquer précocement une anomalie visuelle est de pouvoir la corriger par le port de verres correcteurs ; il existe des montures spéciales pour bébés, conçues pour s'adapter à la structure du nez et à la forme du visage.

Cette correction précoce permettra d'éviter le développement d'une amblyopie (insuffisance ou perte fonctionnelle de la vision).

Si elle existe déjà, une rééducation s'impose et consiste à obturer le bon œil pour faire travailler l'œil déficient. Travail de longue haleine que l'enfant n'acceptera que si les parents en mesurent l'importance et collaborent étroitement avec l'ophtalmologiste et l'orthoptiste (éducatrice).

Ils le feront s'ils savent que :

- les résultats sont d'autant meilleurs que la rééducation est précoce ;
- que 95 % des amblyopies traitées et rééduquées avant deux ans récupèrent en quasi-totalité ;
- mais seulement 20 % des amblyopies traitées après l'âge de cinq ans.

2. Une autre raison de consulter entre la naissance et six mois est l'existence ou l'apparition d'une **sécrétion dans l'angle interne d'un œil.**

Elle traduit une infection liée, dans la plupart des cas, à la persistance d'un « bouchon muqueux » dans le canal lacrymo-nasal (canal qui permet aux larmes de s'écouler dans le nez).

Le traitement classique consiste à introduire une canule dans l'orifice du canalicule inférieur situé dans l'angle de la paupière, et d'injecter du sérum dans le conduit qui aboutit au sac lacrymal et s'écoule dans le pharynx. C'est un examen très désagréable, difficile à faire sans anesthésie générale.

Lorsqu'il y a un reflux qui témoigne d'une obstruction du canal lacrymonasal l'ophtalmologiste introduit une sonde pour le déboucher, toujours sous anesthésie générale.

Il est possible d'essayer de traiter cette affection par de petits moyens simples :

- Il faut nettoyer plusieurs fois par jour l'œil du bébé avec du sérum physiologique pour enlever les sécrétions.
- Et, à chaque fois, masser légèrement le côté du nez en remontant vers l'angle de l'œil et en redescendant le long du nez, afin de faciliter mécaniquement l'élimination du bouchon muqueux.
- On peut associer le traitement homéopathique suivant :

  Faire fondre cinq granules de *SILICEA* 5 CH dans l'eau du biberon et faire boire au bébé plusieurs fois par jour.

  Dès l'âge de trois mois, la dilution des granules devient inutile, car le bébé les suce facilement : il suffit de mettre un ou deux granules sur sa langue pour qu'il se délecte, 2 à 3 fois par jour, de ce même médicament.

  Il existe d'autres médicaments homéopathiques pour cette affection, mais *SILICEA* s'est révélé avoir une affinité particulière pour les voies lacrymales du nourrisson.

  Néanmoins, si l'infection perdure, ajouter au traitement quelques globules de *PYROGENIUM* 9 CH pendant quelques jours, tout en continuant la manœuvre indiquée.

●●●

LA MYOPIE

Lorsqu'un œil voit normalement, il est *emmétrope*, dans le cas contraire, il est *amétrope*.

Les amétropies sont au nombre de trois :

- l'hypermétropie ;
- l'astigmatisme ;
- la myopie.

Pour qu'un objet soit vu nettement, il faut que l'image se forme sur la rétine.

Dans le cas de l'hypermétropie, l'image se forme en arrière de la rétine, car l'œil est plus court. Le sujet hypermétrope voit mal surtout de près.

Dans le cas de l'astigmatisme, c'est un défaut de la courbure de la cornée qui est responsable de la mauvaise focalisation de l'image sur la rétine.

Dans le cas de la myopie, l'image se forme en avant de la rétine, car l'œil myope est trop long. Le sujet myope voit surtout mal de loin.

Dans tous les cas le trouble visuel sera corrigé par le port de verres correcteurs ou de lentilles ou par « la chirurgie réfractive », nous y reviendrons.

Revenons à notre sujet, la myopie.

La myopie est le plus souvent héréditaire. Elle est malheureusement programmée génétiquement et aucun traitement médical n'est actuellement capable d'en interrompre le développement car la myopie s'accentue au cours de la croissance ; tout au plus peut-on sous-corriger légèrement la puissance des verres dans les myopies faibles, à condition que la vision soit compatible avec la scolarité.

On distingue en effet

- les myopies faibles, comprises ente 0 et –2 dioptries ;
- les myopies moyennes, entre –2 et –8 dioptries ;
- les myopies fortes, au-delà de 8 dioptries.

Au-delà, la puissance peut atteindre jusqu'à – 20 dioptries ou plus, on parle de « myopie maligne », car la rétine est siège de lésions dégénératives responsables de mauvaise acuité visuelle difficilement corrigeables, par des verres correcteurs, un peu mieux par les lentilles de contact.

Les lentilles de contact

Les premières lentilles firent leur apparition en 1948. Il s'agissait de lentilles rigides, dont l'adaptation restait longue et difficile. Elle furent supplantées par les lentilles souples à haute hydrophilie qui eurent vite la préférence des myopes. La facilité de leur adaptation et le confort de leur port explique cette préférence. Il faut savoir que 80% des porteurs de lentilles sont des myopes.

L'entretien des lentilles est très important. Il ne faut pas les rincer sous l'eau du robinet qui peut, certes exceptionnellement, contenir des amibes, redoutables pour le globe oculaire, mais utiliser des solutions de nettoyage.

A condition de strictement respecter les règles d'entretien et de les faire contrôler régulièrement par son ophtalmologiste, les lentilles sont généralement bien tolérées et donnent satisfaction aux porteurs.

Lorsque ces règles ne sont pas observées, des complications peuvent survenir. Il s'agit le plus souvent d'inflammations ou d'infections de la conjonctive et de la cornée : conjonctivites, kératites.

Les conjonctivites peuvent être localisées ou diffuses, et se traduire par de l'irritation, de la rougeur, parfois de l'œdème (gonflement) des paupières et quelques sécrétions.

Les principales causes sont la non-observance de l'entretien des lentilles, leur port prolongé (plus de 15 heures) ou nocturne, une infection de voisinage (rhinite, sinusite, pharyngite), l'allergie aux produits d'entretien. Quelle que soit la cause, l'arrêt immédiat du port de lentille est la solution. Le traitement de la cause intervient dans un second temps.

Les kératites infectieuses sont responsables de 40 à 70 % des infections cornéennes chez le porteur de lentilles. Elles sont le plus souvent dues à des infections bactériennes : staphylocoques, streptocoque pneumoniae, mais aussi à des infections amibiennes, plus rarement fongiques (levures). Elles imposent un traitement d'urgence par un ophtalmologiste qui devra décider du moment de la reprise du port, des modifications éventuelles des lentilles, de la durée du port, des produits d'entretien.

Actuellement les lentilles jetables journalières diminuent dans une très large proportion les différentes complications.

Reste un problème à considérer, celui des « lentilles cosmétiques » vendues sur site Internet sans contrôle médical et sans les instructions concernant les règles d'entretien. Ceci concerne malheureusement beaucoup d'adolescents.

En ce qui concerne les adolescents myopes, la demande d'équipement en lentilles de contact est de plus en plus précoce, car ils vivent le port de lunettes comme une contrainte. L'ophtalmologiste qui prescrit des lentilles choisit celles qui conviennent le mieux, surveille leur adaptation, explique les consignes de nettoyage, de durée de port. L'adaptation peut parfaitement être envisagée entre l'âge de l'entrée en 6e et 15 ou 16 ans.

Les parents doivent rester néanmoins très vigilants, car dans une étude statistique, presque un tiers des ado dormaient avec leurs lentilles quand ils étaient chez des copains ou chez un des parents séparés, 14% avouaient même l'avoir souvent fait !

La chirurgie de la myopie ou chirurgie réfractive

Le port de lunettes ou de lentilles reste le moyen le plus simple pour corriger les vices de réfraction.

Dans certains pays le coût des lunettes, et encore plus des lentilles, pose des problèmes économiques. C'est probablement la principale raison qui a inspiré l'ophtalmologiste russe Ladislas Fiodorov à développer un procédé chirurgical d'intervention des myopies.

La kératotomie radiaire (KR)

Ce procédé, comme ceux qui le suivront, consiste à raccourcir le globe oculaire en agissant sur la cornée.

La KR consiste à effectuer des incisions plus ou moins profondes et nombreuses, en fonction de la puissance de la myopie, en rayons de roue sur la périphérie de la cornée, autour de la zone centrale pour obtenir son aplatissement.

Elle s'adresse aux myopies faibles et moyennes.

➪ ***Les suites opératoires sont généralement simples mais s'accompagnent de douleurs souvent importantes et de photophobie (crainte de la lumière). Deux médicaments homéopathiques peuvent atténuer ces ennuis: MERCURIUS CORROSIVUS et SYMPHYTUM en 5 CH, 3 granules toutes les heures, jusqu'à amélioration.***

Nous n'insisterons pas sur cette technique, qui a néanmoins rendu de nombreux services pendant 10 ans, entre 1985 et 1995, dans les indications que nous préciserons. Elle est actuellement largement supplantée par les interventions au laser.

Tout d'abord le laser excimer utilisé dans la technique de photokératectomie réfractive (PRK)

Le laser excimer est un laser à ultraviolets de 193 nanomètres de longueur d'onde. Sa tranche de section de 0,1 micron, mille fois plus fine que celle d'un bistouri diamant, permet de littéralement sculpter la cornée, d'autant que sa procédure d'utilisation est contrôlée par ordinateur.

Son utilisation s'est révélée indiquée dans les myopies n'excédant pas 6 dioptries. Appliquée chez l'être humain aux USA dès 1988, elle a connu une telle vogue qu'il était courant de pouvoir se faire traiter dans les grandes surfaces où était installé un site équipé du laser et de faire son marché en ressortant !

Ce n'est pas le cas en Europe, sans doute en raison d'une forme d'esprit différente, car les suites sont entachées :

- de douleurs vives, comparables à celles d'une blessure de la cornée, de la photophobie (crainte de la lumière), pendant 24 à 48 heures, ce qui oblige le patient à garder un pansement occlusif et à prendre des antalgiques auxquels peuvent être associés *MERCURIUS CORROSIVUS*, 3 granules toutes les heures, espacés au fur et à mesure de l'amélioration ;
- la récupération est lente et il peut persister une petite cicatrice cornéenne sous forme d'un voile ou « haze » plus ou moins gênant, que l'on peut essayer de minimiser par l'association d'*APIS MELLIFICA* et *THIOSINAMINUM* en 4 CH, 3 granules alternés chacun 2 fois par jour ;
- enfin il peut survenir une complication infectieuse redoutable au point d'imposer un traitement antibiotique prophylactique.

Le lazik :

Les complications liées à la PKR lui on fait de plus en plus préférer une technique de laser différente, le LAZIK (Laser Associated in Situ Keratomileusis), réservé dans les premières utilisations aux myopies au-delà de 6 dioptries. De nombreux chirurgiens de la réfraction ont élargi leurs indications à toute les puissances de myopes, même faibles. Le Lazik permet une gestion des suites post-opératoires simplifiées : plus grand confort, complications rares. Il est néanmoins de règle de prescrire l'association d'un antibiotique et d'un corticoïde pendant une quinzaine de jours.

Il existe encore d'autres variantes de techniques de chirurgie réfractive. Il paraît surtout important de déterminer les critères du choix de la technique de chirurgie réfractive la mieux adaptée à un trouble de réfraction donné et de faire confiance au chirurgien.

Devant l'existence de risques, si peut fréquents soient-ils, le chirurgien doit sélectionner les cas à opérer.

Parmi les motivations des candidats à la chirurgie réfractive, retenons:

- Les motivations professionnelles, fréquemment invoquées. Il est vrai que certains métiers sont difficilement compatibles avec le port de lunettes et même de lentilles: policier, gendarme, militaire, pompier, ainsi que de nombreux sports et l'important secteur du show-biz.

- Les intolérances aux lentilles sont liées le plus souvent à:
  - une allergie aux produits d'entretien, malgré l'essai de plusieurs familles de produits; ce problème peut être aujourd'hui réglé par le port de lentilles jetables journalières qui résout aussi le rôle traumatique mécanique imputé à certains types de lentilles;
  - un excès du temps de port, même avec des lentilles de port journalier,
  - une sécheresse oculaire, qui est le plus souvent source d'un grand inconfort et de demande de chirurgie réfractive.

La chirurgie réfractive obéit à certains critères:

- la fin de la croissance, c'est-à-dire l'âge de 21 ans, car il faut que la myopie soit stabilisée; son intérêt diminue avec l'âge, car à partir de la quarantaine la survenue de la presbytie permet aux myopes dont la myopie est entre 1 et 3 dioptries de voir de près sans lunettes; s'ils sont opérés de leur myopie, il devront porter des lunettes pour la vision de près;

- l'absence de maladie oculaire chronique, qu'elle soit inflammatoire, dégénérative ou immunologique;

- des motivations sérieuses;

- une information précise du patient sur d'éventuelles complications post-opératoires, une éventuelle sous-correction.

La décision reste celle du patient qui doit pouvoir la prendre après une information précise et complète par l'ophtalmologiste.

Le choix reste néanmoins souvent difficile entre les lentilles — qui donnent la correction « la plus performante, la moins risquée et ce à long à long terme », à condition de respecter les consignes qui sont de moins en moins astreignantes avec le port de lentilles jetables quotidiennes — et la chirurgie réfractive au lazik que les « lasikologues » considèrent comme « une technique sûre, efficace, aux complications très rares ».

•••

MOUCHES VOLANTES, CORPS FLOTTANTS

Nous avons pensé qu'un certain nombre de lecteurs serait intéressé de connaître la signification de ce qu'ils décrivent généralement comme des points ou des mouches qui se déplacent devant leurs yeux et qui sont souvent le motif de leur consultation.

Ce phénomène est en relation, dans la majorité des cas, avec un problème au niveau du vitré de l'œil.

Le vitré, ou humeur vitrée, est un liquide de consistance gélatineuse situé dans la partie postérieure de l'œil en arrière du cristallin. Il confère à l'œil sa tonicité. Il est entouré d'une fine enveloppe appelée « hyaloïde » qui adhère à la rétine.

Normalement le vitré est transparent. L'apparition de ces tâches devant l'œil témoigne de la présence de ce que l'on appelle « les corps flottants du vitré ».

Ils peuvent être décrits comme des points, des filaments, des sortes de résille, mais dans tous les cas ils bougent avec les mouvements de l'œil. C'est pourquoi le terme de mouches « volantes » leur convient bien car il traduit leur mouvement à l'intérieur du vitré. Ils sont mieux visibles sur un fond blanc et particulièrement quand on regarde un ciel voilé.

Quelles que soient leur forme, leur apparition impose un examen ophtalmologique.

La cause la plus fréquente est **le décollement postérieur du vitré (DPV).**

Le DPV est dû à la modification du vitré qui, avec le vieillissement, se liquéfie, se rétracte et se détache progressivement de la rétine. Il peut passer inaperçu ou s'accompagner de corps flottants. Dans d'autres cas le décollement du vitré survient brutalement et s'accompagne de nombreux corps flottants et d'éclairs lumineux.

Souvenons-nous que le vitré adhère à la rétine et que dans un certain nombre de cas, au lieu de se décoller complètement, il reste attaché en certains points de la rétine. Le patient se plaint alors de la perception d'éclairs provoqués et accentués par les mouvements de l'œil. Ceux-ci disparaîtront progressivement lorsque le vitré lâchera définitivement ses amarres.

Il reste néanmoins très important de faire pratiquer un examen ophtalmologique du vitré et de la rétine à la recherche de zones de traction sur la rétine, et en particulier au niveau de la macula.

Un autre tableau peut se présenter. Le patient se plaint de la survenue brutale d'éclairs localisés dans un secteur du champ visuel c'est un motif de consultation en urgence d'un ophtalmologiste à la recherche **d'une déchirure d'un décollement de la rétine,** du ressort **d'un traitement chirurgical.**

L'apparition de corps flottants du vitré peut être en rapport avec une inflammation, ou **« hyalite »**, et témoigner de la présence de cellules inflammatoires dans le vitré, dont seul l'ophtalmologiste pourra préciser l'origine par un bilan complet.

Il peut enfin s'agir d'une **hémorragie du vitré.** Les corps flottants sont souvent perçus comme étant de coloration rouge. Là encore, seul l'ophtalmologiste est capable de déterminer l'importance et la cause de l'hémorragie.

Notre action thérapeutique en homéopathie sera donc limitée :

Au décollement postérieur du vitré sans traction rétinienne :

- ***ARNICA* 5 CH, trois granules 3 fois par jour,**
- ***PHOSPHORUS,* 5 CH trois granules deux fois par jour.**

- A certains cas de corps flottants chroniques que l'on rencontre plus volontiers chez les myopes, dont le vitré est plus fluide et à qui il est classique de conseiller « de ne pas y penser ». Le médecin leur explique qu'il n'y a pas de traitement pour les corps flottants, lesquels peuvent persister des mois, voire des années sans inconvénient.
  - *PHOSPHORUS* peut être essayé, mais dans un court laps de temps, sans persister s'il y a pas de résultats rapides.

Le médecin devra alors essayer de trouver le médicament de fond de ces sujets qui, dans un certain nombre de cas, atténuera la sensation de corps flottants. L'action thérapeutique se fait par la voie de la diminution de l'anxiété car, s'ils sont sans danger, ces corps flottants, comme toute affection oculaire, restent toujours anxiogènes.

Chapitre 9

Fatigue visuelle: causes, symptômes, traitement

La fatigue oculaire peut se traduire de différentes façons: irritation oculaire, œil rouge lors de la lecture, gêne visuelle, larmoiement, douleurs, maux de tête.

La première cause à rechercher est l'existence d'une anomalie de la réfraction: myopie, hypermétropie, astigmatisme, et de la corriger par des verres correcteurs adéquats. Si l'anomalie est déjà connue, il faudra vérifier si la correction est toujours valable ou doit être modifiée.

Une fois le trouble de la réfraction est écarté ou corrigé, il faut rechercher une des principales causes de la fatigue oculaire, un trouble de l'accommodation et/ou de la convergence, qui peut se traduire:

- par des phénomènes irritatifs;
- par des douleurs oculaires;
- par des maux de tête.

Nous verrons successivement:

- Les médicaments des *phénomènes irritatifs.*
- Les médicaments locaux où dominent *les douleurs oculaires.*
- Les médicaments de *douleurs et de maux de tête* par « asthénopie accommodative »

1. MEDICAMENTS D'IRRITATION OCULAIRE

RUTA GRAVEOLENS

- rougeur conjonctivale;
- fatigue visuelle aggravée par tout effort visuel;
- sensation d'yeux douloureux, chauds;
- démangeaison prédominant dans l'angle interne, obligeant la personne à se frotter les yeux;
- larmoiement amélioré par le chaud, aggravé par le froid.

COMOCLADIA

- irritation et rougeur aggravées par les efforts visuels;
- sensation d'yeux gros et saillants, trop volumineux pour l'orbite, aggravée par le mouvement des yeux.

DUBOISIA

- hyperémie conjonctivale avec sensation d'yeux chauds et secs;
- douleurs sus-orbitaires aggravées par la lecture prolongée, plus particulièrement chez les hypermétropes.

CROCUS SATIVA

- irritation oculaire, larmoiement;
- sensation «*comme si la pièce était pleine de fumée*»;
- sensation d'air froid soufflant dans les yeux, améliorée en serrant les paupières;
- petites trémulations ou secousses des paupières, appelées «myoclonies».

ZINCUM METALLICUM

- hyperémie (afflux de sang) prédominant dans l'angle interne de l'œil;
- sensation de grain de sable sous la paupière;
- sensation d'yeux enfoncés dans l'orbite;
- aggravation des troubles *par l'absorption de vin.*

Ce médicament est bien indiqué chez les étudiants en cas de *surmenage intellectuel,* d'insomnie, d'abus de psychotropes.

2. MEDICAMENTS DE L'ŒIL DOULOUREUX

En dehors de pathologie grave, qu'il faudra suspecter en cas:

- de douleur profonde ou aiguë, d'atteinte de l'acuité visuelle;
- d'aspect trouble de la cornée, d'œil dur à la palpation;

  ➔ **évoquant une crise de glaucome aigu par fermeture de l'angle;**

  - de douleur et de photophobie ;

  ➔ **évoquant une lésion de la cornée** inflammatoire, virale ou liée au port de lentilles de contact;

- de douleur de type « trigéminé » (semblable à une névralgie), avec baisse de la vision;

  ➔ **évoquant une uvéite**, comme nous l'avons exposé dans le chapitre « Diagnostic de l'œil rouge » (chapitre 2, voir pages 57-61).

La « douleur », au même titre que l'hyperémie conjonctivale (afflux de sang) ou la fatigue oculaire, se retrouvera donc dans les mêmes circonstances, tout particulièrement dans les problèmes liés à des troubles de l'accommodation ou de la convergence, au travail à l'écran ou à la sécheresse oculaire.

J'ai choisi de présenter les différents médicaments de ce chapitre en énumérant, pour chacun d'eux, leurs symptômes caractéristiques afin que les lecteurs puissent s'y référer comme à un tableau et trouver plus facilement le médicament qui leur convient.

PARIS QUADRIFOLIA

- sensation d'yeux trop gros, d'yeux tirés en arrière comme par un fil, aggravée par tout surmenage oculaire.

Ces troubles oculaires peuvent être isolés ou associés:

- à des douleurs névralgiques occipitales liées à des phénomènes arthritiques, arthrosiques ou de tension des muscles cervico-dorsaux, souvent liées au travail à l'écran.

COCCULUS INDICUS

- sensation d'œil projeté en avant;
- douleurs vives à type de meurtrissure;
- aggravées par les insomnies, les veilles prolongées, le surmenage.

OLEANDER

- douleur des globes oculaires;
- sensation d'œil tiré en arrière comme par un fil, améliorée en regardant sur le côté.

PRUNUS SPINOSA

- douleur violente, à type d'arrachement, de broiement, d'éclatement;
- circonférentielle ou irradiant vers l'occiput.

MAGNESIA PHOSPHORICA

- douleur névralgique sus et sous-orbitaire, prédominant à droite;
- déclenchée par le froid, calmée par les applications chaudes;
- spasmes et tics douloureux des paupières.

KALMIA LATIFOLIA

- douleur névralgique oculaire et orbitaire, brusque, fulgurante;
- prédominant à droite;
- aggravée par le mouvement des yeux;
- s'accompagnant d'une sensation de raideur des muscles oculaires et des paupières;
- souvent associée à une névralgie faciale.

3. MEDICAMENTS DES DOULEURS OCULAIRES ET DES CEPHALEES DE L'ASTHENOPIE ACCOMODATIVE

Qu'appelle-t-on « asthénopie accommodative » ?

Ce terme groupe un certain nombre de troubles oculaires qui sont liés:

- Soit à une « hétérophorie décompensée », c'est-à-dire à une absence de parallélisme des yeux qui n'est pas apparente mais que l'on met en évidence par une manœuvre facile: l'observateur cache un œil du sujet examiné et lui demande de fixer droit devant lui avec l'autre œil; lorsqu'il découvre l'œil obturé, celui-ci, qui était dévié sous l'écran en dedans ou en dehors, reprend la fixation « droit devant »; c'est le petit mouvement de dedans en dehors ou de dehors en dedans pour reprendre la fixation qui révèle l'hétérophorie. C'est ce même petit mouvement qui finit par fatiguer l'œil à la lecture ou au travail prolongé sur écran. On parle alors d'hétérophorie décompensée.

- Soit à une insuffisance de convergence.
- Soit à des spasmes de l'accommodation.

a. Médicaments de la douleur asthénopique

ASA FOETIDA

- douleur péri-orbitaire ou oculaire vrillante, brûlante, dont la trajectoire va de dedans en dehors ;
- aggravée par la moindre pression et la nuit, améliorée au grand air.

OREODAPHNE

- douleur névralgique partant de l'angle interne de l'orbite puis s'étendant à travers le cerveau jusqu'à l'occiput ;
- aggravée par la lumière, améliorée en fermant les yeux et par l'immobilité.

JABORANDI

Dont le principe actif est la pilocarpine, responsable de deux types de réaction :

- soit des spasmes accommodatifs qui se traduisent par :
  - des maux de tête ou des douleurs oculaires à la lecture, des taches devant les yeux, un myosis (rétrécissement de la pupille) ;
- soit une asthénie accommodative qui entraîne :
  - des difficultés à fixer longtemps, du brouillard visuel,
  - parfois des *nausées* et des *vertiges en fixant les objets en mouvement le plus souvent témoin d'une héterophorie décompensée.*

ONOSMODIUM

- la douleur oculaire se traduit par une sensation d'yeux lourds, tirés en arrière ;
- le mal de tête sus-orbitaire irradie vers l'occiput où il se localise, avec une sensation d'étau, aggravée par les efforts visuels ;
- des phosphènes, ou taches brillantes, apparaissent dans le champ visuel ;
- des spasmes des paupières sont souvent associés.

SENEGA

- douleur sus-orbitaire ou oculaire;
- sensation d'yeux très tendus;
- diplopie (sensation de voir double) aux efforts visuels prolongés;
- hyperphorie verticale qui se traduit par une déviation de l'œil caché vers le haut, améliorée en penchant la tête en arrière.

PHYSOSTIGMA

dont les principes actifs la *calabine* et *l'éserine* sont responsables de phénomènes vagotoniques (hypersensibilité du système parasympathique) et de phénomènes spasmodiques oculaires:

- douleurs oculaires;
- maux de tête sus-orbitaires pressifs liés aux efforts visuels;
- phosphènes;
- spasmes des paupières.

b. Médicaments des maux de tête par asthénopie accomodative

ANACARDIUM ORIENTALE

- maux de tête sus orbitaires avec sensation de pression le long du rebord orbitaire, aggravés par tout travail intellectuel;
- ce médicament convient particulièrement aux maux de tête des étudiants améliorés en mangeant.

AGARICUS MUSCARIUS

- maux de tête frontaux irradiant vers la racine du nez;
- avec sensation que la tête est transpercée par des aiguilles de glace, aggravés par tout effort visuel ou intellectuel dans un contexte de lenteur intellectuelle, de spasmes et de tics.

GELSEMIUM

- asthénopie accommodative par faiblesse du muscle ciliaire;
- mal de tête frontal à type de lien serré au-dessus des yeux;
- sensation de pesanteur et de lourdeur palpébrale.

SPIGELIA

- mal de tête, de type névralgique débutant en général à l'occiput pour se fixer au-dessus d'un œil, souvent le gauche avec sensation d'œil trop gros pour l'orbite;
- aggravation au moindre mouvement oculaire, au point que le sujet doit tourner la tête pour regarder de côté.

Les insuffisances de convergence, les hétérophories sont le plus souvent traitées et améliorées par des séances de rééducation orthoptique.

Mais souvent, à la suite de travail intense de lecture ou sur écran, elles peuvent à nouveau se décompenser. Dans ce cas, les différents médicaments décrits pourront soulager les symptômes, retarder ou éviter la reprise de la rééducation.

***Lorsque le patient connaîtra le médicament qui le soulage, il l'aura toujours à sa portée afin de le prendre dès les premiers symptômes,* à raison de trois granules en 5 CH qu'il répétera autant de fois qu'il le voudra jusqu'à disparition des troubles.**

PROBLÈMES LIÉS AUX ÉCRANS

Le travail sur écran fait actuellement partie de la vie quotidienne, aussi bien familiale que professionnelle, et ceci à toutes les étapes de la vie.

En cas de travail prolongé sur écran, un certain nombre de problèmes posturaux et visuels surviennent fréquemment, au point que l'on parle actuellement de « syndrome de l'écran ».

Dans le cadre d'un congrès intitulé « Ecrans et vision » (en mars 2000) une enquête a été menée dans un laboratoire du C. N. R. S. de Toulouse. Sur 277 personnes dont la moyenne d'âge était de 36 ans, effectuant un travail soutenu sur ordinateur :

- 76 % des personnes présentaient un symptôme de fatigue visuelle fait de picotement des yeux, brûlures oculaires, vision trouble, maux de tête, éblouissement;
- 64 % des personnes avaient perçu une douleur dite « posturale », c'est-à-dire liée à la position : douleur de la nuque ou du dos.

La fréquence des troubles était proportionnelle à la durée du travail sur ordinateur.

Les problèmes posturaux sont souvent liés à une mauvaise attitude, à un éclairage mal adapté, à la distance entre les yeux et l'écran, qui ne doit pas dépasser 20 cm, à la hauteur du regard, qui doit pouvoir se porter aisément vers la partie supérieure de l'écran de façon à ne pas être obligé de lever ou de baisser la tête pour ne pas fatiguer les muscles de la nuque.

Il est donc important de chercher la meilleure — sinon l'idéale — position devant l'écran, de façon à mieux supporter les variations continuelles d'accommodation dans l'utilisation simultanée de l'écran et du clavier.

Les troubles visuels sont, certes, liés à la fatigue, mais peuvent être en rapport également avec différents facteurs :

- la présence d'un défaut visuel mal corrigé, myopie, hypermétropie, astigmatisme, presbytie ; il est donc essentiel de faire vérifier régulièrement les verres correcteurs ;
- l'utilisation prolongée de l'écran peut entraîner :
  - une fatigue de la convergence, surtout chez les personnes qui présentent une insuffisance de convergence, en particulier les myopes ;
  - une décompensation d'une hétérophorie préexistante qui peut obliger une reprise de la rééducation orthoptique ;
- enfin, l'aggravation ou la provocation d'une sécheresse oculaire liée à la diminution du clignement, qui se produit dans tous les cas où l'on observe un écran.

C'est dire l'importance des pauses courtes et répétées qui permettent de reprendre une fréquence de clignement normal, relâcher l'accommodation, rétablir la bonne posture, et, surtout en cas de sécheresse oculaire, boire souvent ; il faut également instiller régulièrement des substituts lacrymaux (sérum physiologique, larmes artificielles) en ampoules stériles.

Lorsque, malgré toutes ces précautions, en cas de travail prolongé ou de difficultés à les observer, des troubles visuels surviennent, les traitements homéopathiques qui font l'objet de ce chapitre s'avèreront généralement d'un grand secours, qu'il s'agisse :

- de phénomènes d'irritation oculaire ;
- de douleurs oculaires ;
- de maux de tête.

Chapitre 10

Les dix commandements de l'hygiène oculaire

1 •• Ne jamais toucher ses yeux sans s'être lavé les mains.

2 •• Ne jamais frotter les yeux : la gêne peut être due à la présence d'un petit corps étranger fixe sous la paupière : le frottement risque alors d'érafler la cornée.

3 •• Nettoyer les yeux matin et soir ; ne pas utiliser l'eau du robinet, mais du sérum physiologique en ampoules stériles (il y en a plusieurs variétés sur le marché : telles Dacryosérum®, Phylarm®, Dacudoses®, etc.). En imbiber une compresse stérile, différente pour chaque œil, afin de bien nettoyer les paupières et les cils. Irriguer ensuite l'œil lui-même avec le sérum restant. Une ampoule suffit généralement pour les deux nettoyages de la journée.

4 •• Eviter toute crème, la nuit, à proximité des yeux ; s'arrêter le long du rebord osseux supérieur (correspondant aux sourcils), inférieur et latéral.

5 •• Interdiction absolue, pour les porteurs de lentilles, de les rincer sous le robinet ; il peut exister dans l'eau des amibes qui entraîneraient de graves lésions de la cornée, difficiles à traiter.

6 ••• Limiter l'application de mascara aux cils des paupières supérieures, sans jamais aller jusqu'à la racine des cils.

7 ••• Proscrire impérativement l'utilisation de l'eye-liner le long des paupières supérieures et inférieures, là où s'ouvrent les canaux des glandes responsables de la sécrétion lubréfiante des glandes. Cette obstruction va entraîner une inflammation chronique des paupières — meibomites, blépharites — ou des infections localisées — orgelets, chalazions, véritables furoncles des paupières.

8 ••• Prohibition absolue d'utiliser du citron... voire de l'urine!... (incroyable mais malheureusement vrai, surtout dans les pays en voie de développement) pour... soigner les yeux.

9 ••• Eviter les collyres en flacons dont les conservateurs sont reconnus comme étant à l'origine de nombreuses intolérances, voire allergies oculaires. Préférer les conditionnements en doses stériles.

10 ••• Protéger les yeux des rayons des ultraviolets, par des verres filtrants 100% des rayonnements. Pas forcément foncés pour la vie courante, la teinte B est suffisante. Pour les personnes portant des lunettes correctrices, le verre type «photogray» qui se teinte avec la luminosité et redevient clair dans les endroits sombres est le plus indiqué. En vacances, au bord de la mer la teinte C est indiquée, et la teinte D en montagne. Les U.V. sont en effets responsables de cataracte, et semblent jouer un rôle dans la dégénérescence maculaire liée à l'âge (DMLA).

Bibliographie

AUBIN M., POITEVIN B., « Homéopathie et conception médicale. » *Homéopathie française*, 1986, 5 p., 283-288.

BISCH C. F., « Conjonctivites et kerato-conjonctivites à adénovirus. Etude comparative de 20 cas traités par allopathie et 20 cas traités par homéopathie. » *Actualités Homéopathiques*, vol II, n°4, Paris, Masson, oct.-déc., 1990.

BLAMOUTIER J., *Les maladies allergiques*, Paris, Maloine, 1982.

BOKOBZA Y., *L'œil en question*. Edition Flammarion, 1993.

BONAMOUR G., « Maladies infectieuses et inflammatoires de la cornée. » *E.M.C. Opht.*, 21 200 D 10, p. 1-13.

BREGEAT P., HAMARD H., « Maladies du bord libre de la paupière. » *E.M. C.Opht.*, 21 000 C 10, p. 1-5.

CAMPINCHI R., BLOCH-MICHEL E., « Œil et Allergie. » *E.M.C. Opht.*, 21, 450 F 10.

CHEFDEVILLE F., PONCET J. E., *Pratique Homéopathique en Allergologie*, Boiron, Lyon, 1995

CONAN MERIADEC M., « Diathèses homéopathiques. » *E.M.C.*, 38140 A 10, 12, 1981.

CONAN MERIADEC M., *L'homéopathie, conception médicale à la dimension de l'homme*, Boiron, Lyon, 1990.

CORNILLOT P., « Homéopathie – le traité. » *Encyclopédie de Médecines Naturelles*, Frison-Roche, Paris, 1995.

COSCAS G., NATAF R., *Les conjonctivites à virus,* Paris, Masson, 1975.

COSCAS G., NATAF R., « Les conjonctivites. » *E.M.C.Opht.,* tome 2 21.130 B10 C10 D20 E10 F10 F30 F40 et Index Bibliographiques.

COULAMY A., JOUSSET C., *Basses dilutions et drainage en homéopathie*. Similia, Paris, 2000.

DAUSSET J., « Le Complexe HLA. » *Nouv. Presse Méd.*, 1976, 5, 20, 1301-1304 ; 5, 21, 1353-1357 ; 5, 22, 1413-1416 ; 5, 23, 1477-1482.

DEMARQUE D., *Sémiologie Homéopathique*, Boiron, Lyon,1988.

DEMARQUE D., *Techniques Homéopathiques*, Boiron,Lyon, 1989.

GUERMONPREZ M., PINKAS M., TORCK M., *Matière Médicale Homéopathique*, Boiron, 2e édition, Lyon, 1997.

HAHNEMANN S., *Doctrine et traitement homéopathique des maladies chroniques*, traduction A. J. L. Jourdan, Paris, Baillière, 2e édition 1832.

HAHNEMANN S., *Organon de l'art de guérir*, 6e édition, trad. P. Schmidt (Genève), Paris, Vigot, 1952.

HORVILLEUR A., *Le vademecum de la prescription en homéopathie*. MMI, Paris, 2000.

JOUANNY J., *Notions essentielles de Matière Médicale Homéopathique*, Boiron, Lyon, 1985.

LIOTET S., VAN BIJTERVELD O. P., BLETRY O., CHOMETTE G., MOULIAS R., ARRATA M., *L'œil sec,* Rapport Société Française d'Ophtalmologie, Masson, Paris, 1987.

PARENTEAU D., *Thérapeutique homéopathique en ophtalmologie*, Doin, Paris, 1934.

POITEVIN B., « Homéopathie et immunologie. » *Homéo. Franç*. 1986, I, p. 29-40.

POULIQUEN Y., *La transparence de l'œil*. Edition Odile Jacob, 1992.

RASPILLER A. et Coll., « Syndromes secs iatrogènes ; les effets indésirables des médicaments en ophtalmologie. » *Bull. Soc. Opht. Fr.*, Rapport annuel, 1985.

ROGER J., BOSSET F. R., *La Flore bactérienne de la conjonctivite saine*. Conférences lyonnaises d'ophtalmologie 128, 1976, 1.

ROUY A., *Thérapeutique homéopathique*, 2e cycle, Paris, Vigot, 1954.

RUASSE J. P, *Indications et application pratique de l'homéopathie, du malade au médicament*. Iprédis, Paris, 1998.

SAREMBAUD A., *Homéopathie*, Paris, Masson, 1991.

TÉTAU M., *Matière Médicale Clinique et Association Biothérapiques*, Maloine, Paris, 1983.

VANNIER L., POIRIER J., *Précis de Matière Médicale Homéopathique*, Boiron, Lyon, 1990.

ZISSU R., GUILLAUME M., *Fiches de Matière Médicale Homéopathique*, Boiron, Lyon, 1990.

Index

A

D

E

T

U

V

Y

Z

Table des matières